TANYA SPERLING

Glukose-Balance: Mit Leichtigkeit ins Gleichgewicht

Ein ganzheitlicher Weg zur Umkehrung von Typ-2-Diabetes: Wie ich durch neue Einsichten, Ernährungsanpassung und moderate Lebensumstellung meine Gesundheit nachhaltig verbessert habe

„Was ist die richtige Reihenfolge? Zuerst die Ballaststoffe, dann die Proteine und Fette, und zum Schluss Stärke und Zucker."

Jessie Inchauspé, „Der Glukose-Trick"

Contents

HAFTUNGSAUSSCHLUSS

Die in diesem Buch enthaltenen Informationen dienen nur der allgemeinen Information und Aufklärung. Der Inhalt basiert auf den persönlichen Erfahrungen, Meinungen und Interpretationen der Autorin zu den Konzepten, die in Jessie Inchauspés Buch „Der Glukose-Trick" vorgestellt werden. Die Autorin hat sich nach Kräften bemüht, die Richtigkeit und Vollständigkeit der in diesem Buch enthaltenen Informationen zu gewährleisten. Dennoch ist die Autorin weder Ärztin, Heilpraktikerin oder Ernährungsberaterin und dieses Buch ersetzt keine medizinische Beratung oder Behandlung.

Die hier beschriebenen Strategien, Techniken und Vorschläge basieren auf den eigenen Erfahrungen der Autorin und den erzielten Ergebnissen. Individuelle Resultate können jedoch variieren, und die Autorin gibt keine Garantien oder Zusicherungen in Bezug auf die Wirksamkeit, Genauigkeit oder Vollständigkeit der Informationen und Empfehlungen. Die Autorin lehnt jede Haftung für nachteilige Auswirkungen oder Folgen ab, die sich aus der Nutzung oder Anwendung der in diesem Buch enthaltenen Informationen ergeben.

Den Leserinnen und Lesern wird geraten, vor dem Beginn einer Diät, eines Trainingsprogramms oder anderer gesundheitsbezogener Maßnahmen qualifizierte Fachleute wie Ärzte und Ernährungsberater zu konsultieren, insbesondere wenn bereits gesundheitliche Probleme oder Bedenken vorhanden sind. Die Informationen in diesem Buch sind nicht zur Diagnose, Behandlung, Heilung oder Vorbeugung von Krankheiten oder Gesundheitszuständen gedacht und sollten auch nicht dazu verwendet werden. Die Autorin ist nicht verantwortlich für unerwünschte Reaktionen, Wirkungen oder Folgen, die aus der Verwendung der in diesem Buch erwähnten Rezepte, Nahrungsergänzungsmittel oder Produkte entstehen. Wenn du Bedenken oder Fragen zu deiner Gesundheit hast, solltest du immer einen Arzt, einen zugelassenen Heilpraktiker oder einen anderen qualifizierten Gesundheitsdienstleister konsultieren.

Wenn du dieses Buch liest und die darin enthaltenen Informationen anwendest, erklärst du dich damit einverstanden, die Autorin von jeglicher Haftung freizustellen, die sich aus der direkten oder indirekten Nutzung und Anwendung der darin enthaltenen Informationen ergeben. Die Autorin übernimmt keine Verantwortung für Fehler, Ungenauigkeiten, Auslassungen oder Unstimmigkeiten in diesem Buch.

Vorwort

Liebe Leserin, lieber Leser,

als ich 2003 von Deutschland ins Vereinigte Königreich zog, ahnte ich nicht, welche Wendungen mein Leben noch nehmen würde. Meine berufliche Laufbahn begann in der Luftfahrt- und Hotelbranche, doch im Laufe der Jahre vollzog ich eine Transformation zum Life Coach, Hypnotherapeuten und PSYCH-K® Energie Coach. Diese Reise der persönlichen und beruflichen Entwicklung hat mich nicht nur zu einem tieferen Verständnis meiner selbst geführt, sondern auch zu der Erkenntnis, wie wertvoll es ist, unsere Verletzlichkeit anzunehmen und unsere Erfahrungen mit anderen zu teilen.

Meine Erfahrungen mit Krebs und Diabetes während meiner Zeit in Großbritannien haben mich gelehrt, dass in unseren größten Herausforderungen oft die wertvollsten Lektionen verborgen liegen. Indem ich meine Geschichte teile, hoffe ich, anderen die Möglichkeit zu geben, von meinen Erfahrungen zu lernen, ohne sie selbst durchleben zu müssen.

Dieses Buch entstand ursprünglich auf Englisch, geprägt von meinen Erlebnissen im britischen Gesundheitssystem und meinem Leben in England. Die vorliegende deutsche Übersetzung habe ich mit großer Sorgfalt und der unschätzbaren Unterstützung meiner Freunde erstellt, um meine Erkenntnisse auch mit meinen deutschsprachigen Lesern zu teilen. Empfehlungen, die ich in diesem Buch teile, habe ich so gut wie möglich an den deutschsprachigen Raum angepasst.

An dieser Stelle möchte ich meinen tiefen Dank aussprechen. Maggie, dein scharfes Auge beim Korrekturlesen war von unschätzbarem Wert. Claudia, deine kreativen Beiträge haben das Coverdesign auf eine neue Ebene gehoben und du hast die Übersetzung maßgeblich „eingedeutscht". Tatiana, dein wissenschaftliches Fachwissen hat die Genauigkeit dieses Buches sichergestellt. Patricia, Angela und Alexandra, auch ihr habt tatkräftig zur Lesbarkeit des deutschen Textes beigetragen. David, deine konstante Unterstützung war mein Anker während des gesamten Schreibprozesses. Euch allen und den vielen anderen, die mich auf diesem Weg begleitet haben, gilt mein herzlichster Dank.

Um Dir das Lesen zu erleichtern, möchte ich einige wichtige Begriffe und Kennzahlen vorab erläutern:

HbA1c-Wert: Ein Maß für den durchschnittlichen Blutzuckerspiegel der letzten 2-3 Monate.

    Grenzwerte:

    Unter 42 mmol/mol (6,0%) ist Diabetes unwahrscheinlich,

    42-47 mmol/mol (6,0-6,4%) bedeuten Prädiabetes,

    48 mmol/mol (6,5%) und mehr bedeuten Diabetes.

NHS: National Health Service, das öffentliche Gesundheitssystem in Großbritannien.

CGM: Kontinuierlicher Glukosemonitor der am Oberarm getragen wird, ein System zur Überwachung des Blutzuckerspiegels in Echtzeit.

Glaubenssatz: Eine tief verwurzelte innere Überzeugung, die unser Denken und Handeln tiefgreifend beeinflusst.

Da ich in diesem Buch viel von Kohlenhydraten, Proteinen/Eiweiß und Fetten sprechen werde, habe ich im Anhang A eine kurze Definition und Übersicht zusammengestellt, damit auch diejenigen, die mit dieser Materie nicht so vertraut sind, es leicht haben die vorgestellten Ideen umzusetzen. Bitte schaue dort nach, wann immer du dir nicht sicher bist, wenn ich von den verschiedenen Nahrungsmolekülen spreche.

Wichtige Daten und Zahlen

- Brustkrebs-Diagnose: März 2019
- Erste Diabetes-Diagnose: Dezember 2020 (HbA1c: 57 mmol/mol oder 7,4%)
- Zweite Diabetes-Diagnose: September 2023 (HbA1c: 52 mmol/mol oder 6,9%)
- Mein Körpergewicht: 2020 in sechs Monaten von 94 kg auf 78 kg reduziert, zwischenzeitlich wieder auf 84 kg gestiegen und von Januar bis April 2024 eine erneute Reduktion auf 76,6 kg. Zum Zeitpunkt der Veröffentlichung dieses Buches im Juli 2024 75kg
- Meine Körpergröße: 1,78 m
- Letzter HbA1c-Wert (April 2024): 39 mmol/mol (5,7%).

Und dir, lieber Leser, danke ich, dass du mich auf dieser Reise begleitest. Ich hoffe, dass meine Geschichte und die Lektionen, die ich auf meinem Weg gelernt habe, dich inspirieren, ermutigen und befähigen, deine eigene Gesundheitsreise anzutreten. Möge dieses Buch dir die Kraft und das Wissen vermitteln, deine eigene Gesundheit in die Hand zu nehmen und ein kraftvolles, energiegeladenes Leben zu gestalten.

In Dankbarkeit, Tanya

Einleitung

Du hast zu diesem Buch gegriffen, weil du dich für die Umkehrung von Typ-2-Diabetes interessierst. Es handelt von meinem persönlichen Weg, Typ-2-Diabetes rückgängig zu machen und von den Strategien, mit denen ich dieses Ziel erreicht habe. Grundsätzlich ist es erstmal wichtig zu wissen, dass es verschiedene Arten von Diabetes gibt, und dieses Buch sich speziell auf Typ-2-Diabetes konzentriert. Typ-1-Diabetes ist eine Autoimmunerkrankung, die in der Regel im Kindes- oder Jugendalter diagnostiziert wird und eine lebenslange Behandlung mit Insulin erfordert. Im Gegensatz dazu entwickelt sich Typ-2-Diabetes in der Regel später im Leben und hängt oft mit Lebensstilfaktoren wie Ernährung, körperlicher Aktivität und Gewichtskontrolle zusammen. Während Typ-1-Diabetes immer medizinisch behandelt werden muss, kann Typ-2-Diabetes oft schon im Frühstadium durch eine Änderung des Lebensstils behandelt und sogar rückgängig gemacht werden. Hier beginnt meine Geschichte: mit der zweimaligen Diagnose von Typ-2-Diabetes, wobei die erste mich nach meiner Brustkrebsbehandlung überraschte, und dem festen Entschluss, meine Gesundheit durch Ernährung, Bewegung und eine veränderte Lebenseinstellung in den Griff zu bekommen. In diesem Buch teile ich mit dir die Strategien, die mir geholfen haben, meinen Diabetes rückgängig zu machen, und ich hoffe, dass meine Erfahrungen andere, die vor einer ähnlichen Herausforderung stehen, inspirieren und bestärken werden.

Diabetes ist vielen wahrscheinlich als eine „Volkskrankheit" bekannt, und mag einem als „nicht so schlimm" erscheinen, oder zumindest nicht so schlimm wie Krebs, aber wenn man sich die langfristigen Auswirkungen ansieht, wird es im Nu sehr beängstigend:

Zu den langfristigen Folgen von Diabetes gehören Herzkrankheiten, Schlaganfälle, chronische Nierenerkrankungen, Nervenschäden und andere Blutgefäßprobleme. Außerdem kann die Durchblutung der Extremitäten erschwert werden, was zu Nervenschäden in den Füßen führt, die mit einem Kribbeln beginnen und bis hin zum Gefühlsverlust führen können. Auch dein Sehvermögen, dein Gehör und deine geistige Gesundheit können beeinträchtigt werden. Die Liste ist lang, und die von mir erwähnten Auswirkungen sind nicht vollständig, sondern nur eine Auswahl der gravierendsten möglichen Auswirkungen. Es ist daher in jedem Fall ratsam, eine solche Diagnose möglichst zu vermeiden oder eine bestehende Typ-2-Diabetes-Diagnose ernst zu nehmen, und zu versuchen, sie in Remission zu bringen.

Der HbA1c-Wert gibt Aufschluss über den durchschnittlichen Blutzuckerspiegel der letzten 2-3 Monate und ich lege in diesem Buch auch meine eigenen Werte offen. Es gibt weltweit verschiedene Einheiten, um HbA1c-Werte auszudrücken. In Großbritannien wird der HbA1c-Wert in der Regel in mmol/mol angegeben, während er in vielen anderen Ländern wie den USA und Europa in Prozent (%) angegeben wird. Zum Vergleich: Ein HbA1c-Wert von 48 mmol/mol (britische Einheiten) entspricht etwa 6,5 % (US-amerikanische/europäische Einheiten). Ich lebe in London und habe daher meine Ergebnisse in mmol/mol erhalten. Da im deutschsprachigen Raum die %-Werte verwendet werden, habe ich für diese deutsche Ausgabe die entsprechenden Werte in Klammern angeben. Ich erwähne meine Werte mehrmals in diesem Buch, und für eine bessere Einordnung hier noch die Grenzwerte, die zur Diagnose von

Diabetes verwendet werden: Unter 42 mmol/mol (6,0%) ist Diabetes unwahrscheinlich, Werte zwischen 42 und 47 mmol/mol (6,0-6,4%) bedeuten Prädiabetes und 48 mmol/mol (6,5%) und mehr bedeuten, dass man Diabetiker ist. Unter Prädiabetes fasst man verschiedene Vorstufen des Diabetes mellitus zusammen, in dem bereits ein erhöhter Nüchternblutzucker oder eine gestörte Glukosetoleranz vorliegen. Es ist unwahrscheinlich, dass man bei Prädiabetes Symptome bemerkt.

Das erste Mal kam ich mit Diabetes in Berührung, als ich als Kind in den Sommerferien bei meinen Großeltern war. Damals sah ich wie mein Großvater sich Insulin spritzte. Es bedeutete mir zu der Zeit nicht viel, nur das ich meinen Großvater dafür bewunderte, dass er sich selbst eine Spritze in den Bauch geben konnte, denn als Kind hatte ich große Angst vor Spritzen!

Spulen wir nun vor ins Jahr 2020. Nach einer Brustkrebserkrankung wurde ich selbst mit einer möglichen Diabetes-Diagnose konfrontiert. In meinem Fall hatte sich der Diabetes als „steroidinduzierte Insulin-resistenz" getarnt, war also im Grunde die Folge der Krebsbehandlung, die ich im Jahr zuvor erhalten hatte.

Zum Zeitpunkt meiner Brustkrebs-Diagnose im Jahr 2019 befand ich mich gerade in einer Übergangsphase die schon 2016 begonnen hatte. Ich wollte weg von meiner Vollzeitanstellung als Hotel Night Manager in einem Londoner Fünf-Sterne-Hotel hin zu einer Tätigkeit als Life Coach und Hypnotherapeutin. Aufgrund der Ausbildungen, die ich in dieser Zeit neben meiner Vollzeitbeschäftigung gemacht hatte, und meiner Erfahrung, hatte ich viele ganzheitliche Therapien angewandt, um meine Heilung von Krebs zu unterstützen, und ich war entschlossen, mit dieser Diabetes-Diagnose ebenso zu verfahren.

Ich änderte meine Ernährungsgewohnheiten und legte den Fokus auf nicht-stärkehaltige Lebensmittel, was nicht leicht war für mich als Brot-, Kartoffel-, Pizza- und Nudelliebhaber! Dazu trieb ich täglich gemäßigten Sport in Form von Spaziergängen, nahm das gesamte „Chemo-Gewicht" ab, das ich während der Krebsbehandlung im Jahr zuvor zugenommen hatte (etwa 16 kg), und senkte dadurch meinen HbA1c-Wert innerhalb von sechs Monaten von 57 auf 40 mmol/mol (7,4 auf 5,8 %). Es war ein bemerkenswerter Erfolg, auf den ich unheimlich stolz war. Das Ende meiner Krebsbehandlung traf mit dem ersten Lockdown der sogenannten „Pandemie" zusammen, und es fiel mir zunächst leicht, meine Spazier- und Essensroutinen beizubehalten. Im Laufe der Jahre ließ meine Disziplin jedoch nach und mein Gewicht, das ich von 94 kg auf schließlich 76 kg reduziert hatte, stieg langsam wieder an. Ende 2023 befand ich mich erneut im hohen HbA1c-Bereich, wog über 84 kg und erhielt im September die Diagnose „Typ-2-Diabetes" mit einem HbA1c von 52 mmol/mol (6,9 %).

Zu sagen, dass diese erneute Diagnose ein Schock war, ist eine Untertreibung. Ich war frustriert und enttäuscht von mir selbst, dass ich es so weit hatte kommen lassen, und es fiel mir schwer, diese neue Diagnose zu akzeptieren. Nach ein paar Tagen des Selbstmitleids krempelte ich jedoch erneut meine Ärmel hoch und beschloss, ebenso wie ich gemeinsam mit meinem Körper den Brustkrebs geheilt hatte, nun auch einen Weg zu finden, um den Diabetes wieder in Remission zu bringen.

Ich begann damit, die gleichen Veränderungen in meinem Lebensstil vorzunehmen, die ich bereits früher angewandt und dann schleichend wieder vernachlässigt hatte. Dazu gehörten in erster Linie die Reduktion kohlenhydrathaltiger Lebensmittel und regelmäßige Bewegung, z.B. 3 km pro Tag spazieren gehen. Dann fiel mir im Internet glücklicherweise ein Buch mit dem Titel „Der Glukose-Trick" von Jessie Inchauspé auf.

Dazu muss ich sagen, dass ich im Laufe der Jahre viele Bücher über Ernährung gelesen hatte, aus verschiedensten Beweggründen. Um gesund zu essen, um Krebs zu vermeiden oder zu heilen, um Gewicht zu verlieren oder einfach nur, um gesund zu leben oder Diabetes rückgängig zu machen. Keines dieser Bücher, die ich bisher gelesen habe, hatte jemals eine ähnliche Wirkung auf mich ausgeübt.

In dem dir nun vorliegenden Buch begleitest du mich auf meiner transformativen Reise, während ich die Kraft von Jessie Inchauspés bahnbrechendem Buch „Der Glukose-Trick" entdeckte. Du erfährst, welche Erkenntnisse meine Sichtweise auf Ernährung und den menschlichen Körper verändert haben und wie ich mit den „10 Hacks" aus ihrem Buch meine Diabetes-Diagnose rückgängig machen und mühelos überflüssiges Gewicht abnehmen konnte. Nebenbei verrate ich dir praktische Tipps, wie du diese Veränderungen in deinem eigenen Leben umsetzen kannst und gleichzeitig auch emotionale und praktische Herausforderungen meisterst, die während dieses Prozesses auftreten können. Am Ende dieses Buches wirst du über das Wissen und die Werkzeuge verfügen, die du brauchst, um deine Gesundheit in die eigene Hand zu nehmen und eine kraftvolle, energiegeladene Zukunft für dich zu schaffen.

Was du in diesem Buch lernen wirst

Du wirst sowohl die praktischen Schritte kennenlernen, die ich unternommen habe, um meinen Typ-2-Diabetes umzukehren, als auch lernen, wie du die gleichen Methoden auf dein eigenes Leben anwenden kannst. Vom Verständnis der grundlegenden Rolle von Glukose im Körper, bis hin zur Umsetzung effektiver Lebensstiländerungen, bietet dieses Buch einen umfassenden Leitfaden, um Typ-2-Diabetes zu bewältigen und sogar in Remission zu bringen, und das ohne Verzicht und Einschränkungen. Du wirst lernen, wie du:

- Ernährungsumstellungen vornimmst, die deinen HbA1c-Wert senken können
- einfache und effektive Übungen in deinen Alltag integrierst
- Werkzeuge wie Selbsthypnose und Energiepsychologie nutzt, um deine innere Verwandlung herbeizuführen
- einen gesunden Lebensstil langfristig und nachhaltig aufrechterhältst.

Aufbau des Buches

- **Teil 1: Meine Erfahrung mit Typ-2-Diabetes**: In diesem Teil geht es um meine persönliche Geschichte, einschließlich meiner ersten Diagnose, die Schritte, die ich unternommen habe, um meinen Diabetes umzukehren, und die Herausforderungen, die ich auf diesem Weg bewältigen musste.
- **Teil 2: Die Umsetzung der „10 Hacks" und die Veränderung unterbewusster Überzeugungen**: Hier gehe ich auf die spezifischen Strategien und Ernährungshacks ein, die meine Gesundheit verändert haben, und wie ich die Macht des Unterbewusstseins genutzt habe, um dauerhafte Veränderungen zu bewirken.
- **Teil 3: Überwindung von Herausforderungen und Erfolg**: In diesem abschließenden Teil gehe ich auf häufige emotionale und praktische Herausforderungen ein, gebe Tipps, wie du deine Fortschritte aufrechterhalten kannst, und vermittle dir motivierende Einsichten, die dir helfen, deine Gesundheitsziele langfristig umzusetzen.

Die Lektüre von „Der Glukose-Trick" war für mich der Wendepunkt, der mich zu einem tiefen Umdenken inspiriert hat. Es ist das informativste Buch, das ich je über Glukose gelesen habe, woher sie kommt, was sie im Körper bewirkt und warum wir sie brauchen. Ich habe mir zuerst das Hörbuch auf meinen Spaziergängen angehört und später auch die gedruckte Ausgabe gelesen, da die Diagramme im Buch wunderbar veranschaulichen, warum die Hacks, die Jessie vorschlägt, so gut funktionieren.

Alles, was ich durch Jessies inspirierendes Buch gelernt habe, wurde von mir angewandt und umgesetzt, und innerhalb von drei Monaten hatte ich meinen HbA1c-Wert von 48 auf 39 mmol/mol (6,5 auf 5,7 %) gesenkt. Ohne irgendwelche Medikamente zu nehmen, war ich damit wieder im „normalen" Bereich, was für mich den ultimativen Erfolg darstellt. Dieses Buch ist eine Zusammenfassung meiner Erfahrung und soll andere, bei denen Typ-2-Diabetes diagnostiziert wurde, inspirieren, dass es möglich ist, sein Schicksal zu ändern und eine gesunde Zukunft selbst zu gestalten. Ich war fest entschlossen, NICHT all die schrecklichen Folgen von Diabetes zu bekommen, und werde in dem Buch über die Verbindung sprechen, die ich zwischen meinem Körper und mir selbst aufgebaut habe. Ich bin gleichzeitig Hüter, Verwalter, Besitzer, Mieter und Bewohner meines Körpers und es liegt in meiner Verantwortung, dafür zu sorgen, dass er gedeihen kann, damit ich das bestmögliche Leben führen kann. Ich habe dieses Buch geschrieben, um dir zu zeigen, dass du es auch kannst!

Das Wichtigste, was ich bei der Lektüre von „Der Glukose-Trick" von Jessie Inchauspé gelernt habe, ist, dass ich endlich den Unterschied zwischen den verschiedenen Lebensmittelgruppen verstehe, woher sie kommen und was die verschiedenen Moleküle in unserem Körper bewirken. Ich bin überzeugt, dass das Verständnis der Funktionsweise des Körpers und der Rolle der verschiedenen Lebensmittelmoleküle entscheidend ist, um Typ-2-Diabetes in den Griff zu bekommen und umzukehren, und ich hoffe, dass ich mit meiner Geschichte auch dein Körperbewusstsein schärfen kann. Ich lege dir eindringlich ans Herz, „Der Glukose-Trick" zu lesen und, wenn du magst, das Hörbuch anzuhören. Die englische Version liest Jessie selbst und Ihr Enthusiasmus ist so inspirierend, und ihre Art, komplizierte biochemische Prozesse verständlich zu machen, ist einzigartig. Erst nach der Lektüre ihres Buches kann ich endlich mit Überzeugung Kohlenhydrate, Proteine und Fette unterscheiden und die Auswirkungen dieser Lebensmittelmoleküle auf meine Gesundheit verstehen. Mir war klar, dass es wichtig ist, zu wissen, WAS ich esse, und durch Jessies Buch habe ich endlich gelernt, WIE ich mich ernähren muss, damit mein Körper das Beste aus dem Treibstoff herausholen kann, den ich ihm gebe, und gleichzeitig den geringsten Schaden erleidet.

In diesem Buch teile ich mit dir meine persönlichen Erfahrungen mit Typ-2-Diabetes, wie ich zweimal damit diagnostiziert wurde und ihn beide Male in Remission gebracht habe, und ich möchte, dass dieses Buch eine Inspiration für dich ist, damit du weißt, dass du es auch kannst! Ich wünsche mir, dass dieses Buch anderen Menschen dabei hilft, zu verstehen, dass sie ein Mitspracherecht bei der Gesundheit ihres Körpers haben und dass die Einnahme von Medikamenten zwar eine Möglichkeit ist, mit Typ-2-Diabetes umzugehen, es aber auch andere Wege gibt. Ich glaube nicht, dass Medikamente Diabetes rückgängig machen können, aber ich bin überzeugt davon, dass das Wissen über die verschiedenen Körperprozesse und die Änderungen des Lebensstils, die sich daraus ergeben und ableiten lassen, sowie die Bereitschaft, Verantwortung für die eigene Gesundheit zu übernehmen, Diabetes sehr wohl rückgängig machen.

Teil Eins: Meine Erfahrung mit Typ-2-Diabetes

Kapitel 1: Diagnose und erste Umkehrung

Wie ich im einleitenden Kapitel erwähnt habe, begann meine Diabetes-Erfahrung als Nachwirkung meiner Brustkrebserkrankung, die bei mir im März 2019 diagnostiziert worden war. Die Behandlung umfasste eine Mastektomie mit sofortigem Wiederaufbau und anschließender Chemotherapie, da die Tumore bereits in die Lymphknoten gestreut hatten, und schließlich eine Bestrahlung, um sicherzustellen, dass auch die Krebszellen in der Nähe der Haut meiner Brust keine Überlebenschance hatten.

Seit meiner frühen Kindheit habe ich mich für Spiritualität und ganzheitliche Methoden zur Heilung des Körpers interessiert, und so habe ich meine Krebs-Diagnose genutzt, um einige dieser Methoden anzuwenden. Ich habe unter anderem Hypnose angewandt, um mein Unterbewusstsein und damit auch den physischen Ausdruck der Zellen in meinem Körper „umzuprogrammieren". Es war eine schwierige Entscheidung für mich gewesen, einer schulmedizinischen Behandlung zuzustimmen, da ich alles, was ich gelernt hatte, auf mich selbst anwenden wollte, aber am Ende waren es die Zeit, oder besser der Mangel daran, und der Sieg meines wissenschaftlichen Verstandes über mein ganzheitliches Denken, die mich dazu brachten, der Operation zuzustimmen. Ich beschloss, meine Methoden mit der Schulmedizin zu kombinieren, und während der Behandlungen von Mai 2019 bis

März 2020 stellte ich fest, dass diese Integration erstaunlich gut funktionierte. Nach der Mastektomie und dem sofortigen Wiederaufbau erhielt ich sechs Monate lang eine Chemotherapie und hatte so gut wie keine Nebenwirkungen. Die einzige sichtbare Nebenwirkung, die auftrat, war der Verlust meiner Haare, den ich mit voller Absicht aus meiner Selbsthypnose herausgelassen hatte, um die Auswirkungen einer solchen sichtbaren Veränderung zu erfahren. Ja, es hört sich seltsam an, aber mein Gedanke war, dass ich mir niemals ohne Grund die Haare abrasieren würde, also wäre hier eine einmalige Gelegenheit, dies zu erleben und daraus zu lernen. Ich weiß, vermutlich für die meisten von euch eine seltsame und kaum nachvollziehbare Entscheidung, aber ich habe die Zeit genossen und eine Menge gelernt!

Die zweite Nebenwirkung der Chemotherapie, von der ich aber zu der Zeit nichts wusste, war die „steroidinduzierte Insulinresistenz". Sie wurde bei mir im Dezember 2020 diagnostiziert, nachdem meine zuständige Nachsorge Krankenschwester meinen hohen HbA1c-Wert (57 mmol/mol oder 7,4 %) festgestellt hatte und mich zu einem Endokrinologen schickte. Dieser stellte fest, dass durch die hohe Menge an Steroiden, die ich während der Chemotherapie erhalten hatte, meine „Diabetes-Gene" eingeschaltet worden seien und ich nun mit Typ-2-Diabetes leben müsse. Zur Erklärung: Ich hatte während der Krebsbehandlung auch eine „Steroidtherapie" bekommen, wobei man sich die entzündungshemmenden und immunsuppressiven Eigenschaften der Steroide zunutze macht, um den Krebs zu bekämpfen. Dass diese Therapie auch zu einer Diabetes-Diagnose führen kann, war mir zu diesem Zeitpunkt nicht wirklich bewusst. Die Krebsheilung hatte für mich oberste Priorität und ich nahm alle möglichen Therapien für mich in Anspruch.

Wie du dir vielleicht vorstellen kannst, teilte ich die Meinung des Endokrinologen absolut nicht und beschloss, den Diabetes umzukehren.

Mir ist klar, dass viele Leute sagen werden, dass das nicht möglich ist, oder wenn, dann nur sehr schwierig und sehr selten. Aber in den folgenden 7 Monaten habe ich meinen Lebensstil grundlegend geändert. Ich konzentrierte mich auf eine nährstoffreiche, kohlenhydratarme Ernährung, trieb regelmäßig Sport und fokussierte mich auf meine allgemeine Gesundheit und mein Wohlbefinden. Dank dieser Bemühungen nahm ich 16 kg ab und im Sommer 2020 lag mein HbA1c-Wert wieder bei 40 mmol/mol (5,8 %), also am oberen Ende des „Normalbereichs".

Da ich die Ausbildung zur Hypnotherapeutin gemacht hatte, nutzte ich diese Fähigkeit um mit Hilfe von Selbsthypnose meine Überzeugungen in Bezug auf die Lebensmittel, die ich vermehrt essen wollte, zu ändern, damit es mir leichter fiel gesund zu essen. Ein Beispiel: „Ich esse gerne Brokkoli, Sprossen oder Salat und verzichte gerne auf Kartoffeln, Brot, Nudeln und Reis". Natürlich gab es noch spezifischere Glaubenssätze, die ich in meine Hypnoseaufzeichnung aufgenommen habe, aber das soll dir nur eine Vorstellung davon geben, was Hypnose bewirken kann. Gleichzeitig habe ich einen Glaubenssatz implementiert, der besagt: „Ich liebe es, jeden Tag spazieren zu gehen und ich genieße eine tägliche Bewegungsroutine", was es mir ermöglichte, trotz meines hohen Gewichts alle Bewegungen des Körpers zu genießen. Sich selbst zu sagen „Ich liebe diese Bewegung, sie tut mir und meinem Körper gut" ist eine bemerkenswert einfache und unkomplizierte Art der Selbsthypnose, denn dein Unterbewusstsein glaubt, was du dir selbst ständig sagst, und wird alles tun, um dich dabei zu unterstützen, diesen gewünschten Zustand zu erreichen. So hypnotisieren wir uns übrigens auch jeden Tag selbst durch unsere innere Stimme, die immer wieder die gleichen Gedankenmuster wiederholt. Wenn du dich übrigens fragst, was ich mit dem Wort „Glaubenssätze" meine, dann lass mich kurz erklären, dass damit Überzeugungen und Annahmen gemeint sind, die wir über uns selbst, unsere Umwelt und über andere Menschen haben, und die in den ersten Lebensjahren geprägt wurden. Sie werden meistens von unseren Bezugspersonen vorgelebt und wir übernehmen sie, oder sie entstehen durch unsere eigenen Lebenserfahrungen und kulturelle Einflüsse. Sie sind tief im Unterbewusstsein verwurzelt und beherrschen unser unbewusstes, also „automatisches" Denken und Handeln.

Über diesen anfänglichen Erfolg und meine Leistung war ich unglaublich glücklich und stolz, doch dann kamen die „Pandemie"-Jahre und ich achtete nicht mehr so sehr auf mein Essverhalten und meine Bewegung. Ich nahm nicht nur langsam wieder zu, ich ließ auch meinen HbA1c-Wert schleichend wieder ansteigen, bis er im August 2023 einen Wert von 52 mmol/mol (6.9%) erreichte und damit wieder in den Bereich des Typ-2-Diabetes fiel (zur Erinnerung: unter 42 mmol/mol (6,0%) ist Diabetes unwahrscheinlich, Werte zwischen 42 und 47 mmol/mol (6,0-6,4%) bedeuten Prädiabetes und 48 mmol/mol (6,5%) und mehr bedeuten, dass du Diabetiker bist).

Zu sagen, dass ich enttäuscht und frustriert war, ist eine maßlose Untertreibung. Ich wusste, dass ich mich selbst enttäuscht hatte, dass all die hervorragende Arbeit, die ich im Jahr 2020 geleistet hatte, umsonst gewesen war. Vor allem aber schämte ich mich, dass ich es trotz meines besseren Wissens hatte geschehen lassen. Ich hatte so viel über Ernährung gelernt und darüber, welche Produkte man essen sollte. Trotz meiner großen Motivation hatte ich meinen Körper im Stich gelassen, und das war für mich fast noch schlimmer und enttäuschender. Während der Krebsbehandlung, der Operation und vor allem während des Heilungsprozesses hatte ich eine sehr enge Beziehung zu meinem Körper aufgebaut. Ich hatte mich durch Selbsthypnose, Meditation, spezielle Atemtechniken und Visualisierungen mit meinen Zellen verbunden, spürte ihr Bemühen um Heilung, und sah es äußerlich an der unglaublichen Geschwindigkeit, mit der meine Wunden heilten und wie kaum noch Narben zu sehen waren. Ich hatte gelernt, dass mein Körper, mit all seinen 30 bis 50 Billionen Zellen, aus denen er besteht, nichts anderes will, als gesund zu sein, einen gesunden Körper für mich zu schaffen, damit wir zusammen ein gesundes und glückliches Leben führen können. Ich hatte auch gelernt, dass mein Körper, wenn ich „falsche" Entscheidungen treffe, wie z. B. den Stress bei der Arbeit zu ignorieren, nur eine begrenzte Zeit lang durchhalten kann, bis er zusammenbricht. Dies war der Fall gewesen, als mich die Brustkrebs-Diagnose traf. Jetzt war ich wieder an diesem Punkt angekommen.

Im Gegensatz zu meiner Krebs-Diagnose zu einem Zeitpunkt, als ich mir über den generellen Gesundheitszustand meines Körpers nicht im Klaren war, wusste ich es bei dieser Diabetes-Diagnose besser, und war fest entschlossen, mich liebevoll um meinen Körper zu kümmern und alles zu tun, was nötig ist, damit er wieder gesund wird und bleibt.

Ich begann mit dem gleichen Programm, ich änderte erneut meinen Lebensstil. Ich ernährte mich überwiegend von frischem Gemüse und Eiweiß, versuchte stärkehaltige Lebensmittel zu reduzieren und mich insgesamt mehr zu bewegen. Im Jahr 2020, hatte ich Selbsthypnose eingesetzt, um meinem Körper zu helfen, einen normalen HbA1c-Wert zu erreichen. Diesmal nutzte ich PSYCH-K® (eine Form der Energiepsychologie und eine neue Methode, die ich in der Zwischen-zeit erlernt hatte), um meinem Unterbewusstsein und damit meinem Körper mitzuteilen, was ich erreichen wollte. Die Veränderung meiner Glaubenssätze ist ein wesentlicher Bestandteil meines Lebensweges geworden, und ich kann nur jeden ermutigen, diese Methoden zu erforschen, um sich auf seinem eigenen Weg zu unterstützen. Wie im Jahr 2020, als ich den Prädiabetes in Remission gebracht hatte, sah ich auch diesmal schnell Ergebnisse: Von September 2023 bis Januar 2024 sank mein HbA1c-Wert von 51 auf 48 mmol/mol (6,8 auf 6,5 %), also fast zurück in den prädiabetischen Bereich.

Wie du vielleicht schon gemerkt hast, bin ich, wenn es um Körper, Geist und Seele geht, sehr wissbegierig und will unbedingt verstehen, warum ich etwas tun sollte. Deshalb habe ich unzählige Bücher und Blogs gelesen und mir verschiedene Podcasts angehört, um mehr über die Umkehrung von Diabetes zu erfahren. Mir wurde klar, dass ein neuer Ansatz notwendig war, um Diabetes effektiv in den Griff zu bekommen und meine Blutzuckerwerte dauerhaft im Normalbereich zu halten. Ich suchte nach einer Methode, die für mich Sinn ergab, nachvollziehbar war, und die ich im Alltag umsetzen wollte, weil sie für mich einleuchtend war.

Daraufhin geschah etwas, das ich hier mit dir teilen möchte. Ich fand die BESTE Unterstützung und Anleitung, die ich mir je hätte vorstellen können, um meine Blutzuckerkurve abzuflachen, Glukosespitzen zu reduzieren und schließlich mein Gewicht und meinen HbA1c-Wert zu senken.

Ein Buch namens „Der Glukose-Trick" von Jessie Inchauspé fiel mir in die Hände.

Dieses Buch war die ultimative Antwort auf meiner Suche nach Lösungen und hat mir eine völlig neue Perspektive auf Glukose und ihre Funktion eröffnet.

Kapitel 2: Die Entdeckung von „Der Glukose-Trick" und ein neues Verständnis

Wie das Buch von Jessie Inchauspé meine Sichtweise auf Lebensmittel und den menschlichen Körper verändert hat

Jessie ist eine Wissenschaftlerin, die es sich zur Aufgabe gemacht hat, wissenschaftliche Zusammenhänge für jeden leicht verständlich zu machen, und das gelingt ihr in ihrem Buch ganz hervorragend! Zum ersten Mal in meinem Leben habe ich die Unterschiede zwischen Ballaststoffen, Stärke, Saccharose, Glukose und Fruktose wirklich verstanden, wie und warum Pflanzen diese verschiedenen Moleküle erzeugen und wie unser Körper damit umgeht. Ich kann dir nur wärmstens empfehlen, ihr Buch zu lesen und selbst die großartigen Lektionen zu lernen, die sie vermittelt und die ich in der Schule wohl verpasst habe. Ich will ihr Buch hier nicht neu schreiben, das wäre weder klug noch der Sinn dieses Buches, aber ich möchte dich nach besten Kräften ermutigen, entweder ihr Buch zu lesen oder, wenn möglich, die Hörbuchversion anzuhören. Jessie ist unglaublich enthusiastisch, wenn es um ihr Thema geht, und die Art und Weise, wie sie ihre Erkenntnisse vermittelt, ist so gut nachvollziehbar und ermutigend, dass jeder von ihr lernen und ihre

Lehren in seinem eigenen Leben umsetzen kann. Wenn du nicht gerne liest und dir das Hörbuch nicht anhören kannst, empfehle ich dir, ihren YouTube-Kanal unter https://www.youtube.com/@GlucoseRevolution oder ihre Website unter https://www.glucosegoddess.com zu besuchen. Auf ihrem YouTube-Kanal gibt es kurze 20-minütige Videos, die die wichtigsten Lehren ihres Buches erklären, und auf ihrer Website kannst du auch ein kostenloses PDF-Dokument herunterladen, das ihre „10 Hacks" zusammenfasst, die dein Leben verändern werden, wenn du sie umsetzt.

Die Lektüre von Jessies Buch hat mir die Augen geöffnet und ein echtes Umdenken in mir bewirkt. Ich war ehrlich gesagt überrascht, wie viele Erkenntnisse ich über die Verbindung zwischen Nahrung und Körper gewonnen habe. Zum Beispiel war es für mich eine Offenbarung zu erfahren, dass Fruktose, wenn sie nicht sofort verbraucht wird, nur in unseren Fettzellen gespeichert werden kann, während Glukose sowohl in den Muskeln als auch in der Leber und in Fettzellen gespeichert werden kann. Für mich war Zucker einfach nur Zucker, und ich verstand bis dahin die verschiedenen Arten von Zucker nicht.

Die wichtigsten Erkenntnisse, die ich über die verschiedenen Lebensmittelmoleküle (Kohlenhydrate, Proteine, Fette) gewonnen habe

Das Wichtigste, was ich aus der Lektüre von „Der Glukose-Trick" gelernt habe, ist, dass alles auf verschiedenste Moleküle hinausläuft, aus denen unsere Nahrung besteht. Seit meiner Kindheit bin ich von der Vorstellung fasziniert, dass wir Menschen letztendlich aus Atomen bestehen, die sich zu Molekülen verbinden, aus denen wiederum Zellen entstehen. Ich bin zwar kein Wissenschaftler und verstehe nur wenig von diesen Modellen, aber sie faszinieren mich dennoch und ich lerne gerne dazu. Der beste Weg, um zu erklären, wie sich mein neues Wissen ausdrückt, zeigt sich vielleicht in dieser kleinen Geschichte:

Im Januar 2024 habe ich an einer „MyDesmond"-Schulung teilgenommen, einer eintägigen Schulung des NHS (National Health Service, das Gesundheitssystem in Großbritannien, quasi eine Krankenkasse für alle) für neu diagnostizierte Diabetiker. Während dieser Schulung lernte ich über die verschiedenen Nährstoffe und darüber, was man essen sollte und was nicht. Eine Aufgabe bestand darin, Karten mit Bildern von Lebensmitteln in verschiedene Lebensmittelgruppen zu sortieren und sie in „gut für Diabetiker" und „nicht gut für Diabetiker" einzuteilen. Ich war ziemlich beschämt und frustriert, dass ich die Karten nicht richtig sortieren konnte, aber selbst nach der Schulung blieb das Gelernte nicht hängen und ich konnte es immer noch nicht richtig zuordnen.

Nachdem ich die entsprechenden Kapitel in „Der Glukose-Trick" gelesen hatte, verstand ich plötzlich, wie Pflanzen Wassermoleküle, Kohlenstoffmoleküle und die Energie des Sonnenlichts nutzen, um Kohlenhydrate zu erzeugen, und warum es verschiedene Formen davon gibt. Ballaststoffe sind eine Form von Kohlenhydraten, die die Pflanze benötigt, um ihre Form zu bilden. Diese sind deshalb in Stängeln, Blättern und dem Körper von Obst und Gemüse zu finden. Die verschiedenen Zuckerarten entsprechen ebenfalls einer Form von Kohlenhydraten, sie dienen aber dazu, Energie zu speichern, damit die Pflanze sie später nutzen kann. Kurz gesagt: Nicht alle Kohlenhydrate sind schlecht, und alle haben ihre Berechtigung, sie erfüllen nur verschiedene Funktionen. In meinem Körper werden Ballaststoffe benötigt, damit mein Verdauungstrakt gut funktioniert und um die Aufnahme von Zucker zu verlangsamen. Zucker wird benötigt, um meine Zellen mit Energie zu versorgen, damit sie gut funktionieren, aber zu viel Zucker schädigt meine Blutgefäße und damit meinen gesamten Körper und alle seine Organe. Die Gesamtmenge an Zucker, die mein Körper an einem Tag benötigt, ist zum Beispiel in einem Glas Orangensaft enthalten. Alles, was darüber hinausgeht, schadet meinem Körper. Das ist natürlich eine SEHR vereinfachte und verkürzte Zusammenfassung, aber sie funktioniert für mich, weil sie mich motiviert, übermäßigen Zucker zu vermeiden, während sie mir gleichzeitig erlaubt, den Zucker, den ich esse, zu genießen.

Jessie erklärt auch sehr schön, was Proteine und Fette sind und dass die molekulare Struktur dessen, was wir essen, den Unterschied ausmacht, nicht die Anzahl der Kalorien. Ich habe gelernt, dass Kalorien einfach angeben, wie viel Wärme eine bestimmte Menge an Brennstoff erzeugt, wenn sie verbrannt wird. So wird verständlich, dass eine viel geringere Menge an Fett benötigt wird, um die gleiche Wärme zu erzeugen wie zum Beispiel Salatblätter, wenn sie verbrannt werden.

Das Wichtigste, was ich aus ihrem Buch mitnehme, ist, dass mein Körper alle verschiedenen Arten von Nährstoffen braucht, und dass alle Kohlenhydrate, Proteine und Fette eine spezifische Funktion erfüllen und mein Körper sie benötigt, um zu funktionieren und gesund zu sein. Probleme entstehen, wenn das Gleichgewicht über einen längeren Zeitraum gestört ist und nicht wiederhergestellt wird. An dieser Stelle möchte ich erwähnen, wie gut Jessies Buch die Funktion der Bauchspeicheldrüse und des Insulins erklärt, das diese erzeugt und ausschüttet, um den schwankenden Zuckerspiegel in unserem Blut zu kontrollieren. Auch hier bitte ich dich, das Buch zu lesen, um die Informationen aus erster Hand zu bekommen. Ich fasse hier nur zusammen, was für mich wichtig war zu lernen.

Der Körper und seine Zellen benötigen eine bestimmte Menge an Zucker für die Energieversorgung. Jede überschüssige Zufuhr von Zucker wird gespeichert. Insulin ist das Hormon, das diesen Prozess ermöglicht. Die Bauchspeicheldrüse schüttet es aus, damit der Zucker in der Leber, den Fettzellen und den Muskelzellen zur späteren Verwendung gespeichert werden kann. Stell dir Insulin wie einen Schlüssel vor, der die Türen zu deinen Zellen aufschließt. Wenn du kohlenhydrathaltige Lebensmittel isst, spaltet dein Körper sie in Glukose auf, die in deinen Blutkreislauf gelangt. Wenn der Blutzuckerspiegel ansteigt, schüttet deine Bauchspeicheldrüse Insulin aus. Das Insulin wandert dann durch dein Blut und erreicht die Zellen deines Körpers. Es ist, als würde das Insulin an die Zelltüren klopfen und sagen: „Mach auf! Ich habe hier etwas Glukose, die du als Energie nutzen oder für später speichern kannst". Wenn die Zellen das Klopfen des Insulins hören, öffnen sie ihre Türen (Insulinrezeptoren) und lassen die Glukose herein. Dieser Prozess hilft, deinen Blutzuckerspiegel zu regulieren und stellt sicher, dass deine Zellen die Energie haben, die sie benötigen, um richtig zu funktionieren.

Insulinresistenz tritt auf, wenn die Zellen in deinem Körper nicht mehr richtig auf den „Schlüssel" Insulin reagieren. Es ist, als wären die Schlösser an den Zelltüren rostig und widerspenstig geworden, so dass es für das Insulin schwieriger wird, sie zu öffnen. Infolgedessen bleibt die Glukose in deinem Blutkreislauf und lässt deinen Blutzuckerspiegel ansteigen. Wenn dieses Ungleichgewicht anhält, kann es mit der Zeit zu einem konstant hohen Blutzuckerspiegel und schließlich zu Diabetes führen.

Das hat zur Folge, dass sich Zuckermoleküle an der Außenseite der roten Blutkörperchen festsetzen und durch unsere Blutgefäße wandern. Die Probleme beginnen, wenn sie die Gefäßwände berühren und sie beschädigen. Das verursacht mit der Zeit eine dauerhafte Entzündung, die der Körper wiederum ständig zu reparieren versucht. Wenn der Schaden so groß wird, dass das körpereigene Immunsystem ihn nicht mehr bewältigen kann, werden wir krank. In Wirklichkeit ist diese Krankheit über Jahre hinweg schleichend entstanden. Dieses Bild von den Glukosemolekülen, die die Blutgefäße schädigen, mag wissenschaftlich nicht korrekt sein, aber es dient mir als Motivation, Zucker zu vermeiden, denn in meiner Vorstellung bleibe ich gesünder, wenn diese Schäden nicht passieren. Und ich kann sie vermeiden, wenn ich darauf verzichte, zu viele Kohlenhydrate zu essen.

Ich muss noch einmal betonen, dass dies nur meine eigene Interpretation dessen ist, was ich aus Jessies Buch gelernt habe; bitte lies genanntes Buch selbst, um dein eigenes Verständnis zu bekommen.

Die Bedeutung der Reihenfolge, in der du diese Moleküle zu dir nimmst

Hier kommt nun die wichtigste Erkenntnis von „Der Glukose-Trick" für mich: Der wichtigste Faktor, der den größten Einfluss darauf hat, wie mein Körper den Brennstoff, den ich ihm gebe, nutzen kann, ist die Reihenfolge, in der ich ihn esse. Und wenn ich sage „die Reihenfolge, in der ich esse", dann meine ich das wörtlich. Mein Teller wird jetzt immer in einer bestimmten Reihenfolge geleert, die auf den ersten Blick seltsam anmuten mag, aber es war die wirkungsvollste Veränderung, die ich in meinem Leben vorgenommen habe und die meinen HbA1c-Wert deutlich gesenkt hat. Die Regel lautet: Zuerst die Ballaststoffe, dann Eiweiß und/oder Fett und zuletzt die Kohlenhydrate.

Jessie hat in ihrem Buch insgesamt „10 Hacks" vorgestellt, die beeinflussen, wie der Körper die Nahrung, die wir ihm geben, am besten aufnehmen und verarbeiten kann. Du findest sie in ihrem Buch oder auf ihrer Website im kostenlosen Download. Ich werde sie hier daher nicht aufzählen. Was ich mit dir teilen möchte, ist, dass ich jede Mahlzeit, die ich esse, immer mit einer Vorspeise beginne, die hauptsächlich aus Ballaststoffen besteht. Das kann ein Salat mit grünen Blättern, einigen Cornichons und Kapern, einer Tomate oder ein paar Karottenstiften sein. Manchmal gebe ich auch kleine Mengen an Eiweiß oder Fett dazu, indem ich Fetakäse oder Avocado hinzufüge. Wenn ich keine Zeit habe, einen Salat zuzubereiten, esse ich ein paar grüne Oliven, eine Karotte oder Cornichons - was auch immer ich an ballaststoffreichem Gemüse finden kann.

Jessie erklärt, dass durch den Verzehr der Ballaststoffe zuerst eine Art „Netz" im Dünndarm entsteht, das die Aufnahme der nachfolgenden

Moleküle verlangsamt. Wenn du also zuerst Proteine und Fett isst, bevor die Kohlenhydrate folgen, gelangt Zucker erst ganz zum Schluss in den Blutkreislauf, was den Glukoseanstieg reduziert und es dem Körper erleichtert, den überschüssigen Zucker zu speichern. Ein zusätzlicher Trick, den Jessie empfiehlt und den ich gewissenhaft anwende, ist, 15-20 Minuten vor der Mahlzeit ein großes Glas Wasser mit einem Esslöffel Apfelessig zu trinken. Das verlangsamt ebenfalls die Aufnahme von Zucker in den Blutkreislauf und unterstützt außerdem die Aufnahme von Zucker in die Muskelzellen. Jessie hat alle wissenschaftlichen Studien herangezogen und sie in ihrem Buch und in ihren Videos zitiert. Wenn du also daran interessiert bist, die Wissenschaft dahinter zu entdecken, besuche bitte ihren YouTube-Kanal oder lies ihr Buch.

Die wichtigste Erkenntnis aus diesem Hack ist, dass, wenn ich zuerst Kohlenhydrate in Form von Brot, Kartoffeln, Nudeln, Pizza oder Reis, um nur einige zu nennen, zu mir nehme, der Zucker sofort in meinen Blutkreislauf gelangt und ein enormer Glukoseanstieg auftritt, der wiederum meine Bauchspeicheldrüse belastet, damit sie genug Insulin ausschüttet, um all die überschüssigen Zuckermoleküle zu speichern. Wenn ich hingegen in der von Jessie vorgeschlagenen Reihenfolge esse, also zuerst Ballaststoffe, dann Proteine und Fett und zuletzt Kohlenhydrate, kann ich meinen Körper unterstützen und es meiner Bauchspeicheldrüse massiv erleichtern, mit zugeführtem Zucker umzugehen. Es mag an dieser Stelle interessant sein zu wissen, dass die Aufspaltung von Kohlenhydraten aus der Nahrung bereits im Mund beginnt. Dort werden Mehrfachzucker in Einfachzucker gespalten, und im Dünndarm werden alle Kohlenhydrate in Einfachzucker aufgespalten und ins Blut aufgenommen. Anstatt meinem Körper das Leben schwer zu machen, erleichtere ich es ihm also durch die veränderte Nahrungsaufnahme. Der beste Beweis dafür war, als ich sah, wie während der Umsetzung von Jessies Hacks in den ersten drei Monaten meine Ruheherzfrequenz ebenso wie meine Atemfrequenz sanken und meine Herzfrequenzvariabilität sich verbesserte. Die kontinuierliche Unterstützung meines Körpers durch diese Ernährungsweise bedeutete, dass mein Körper während des restlichen Tages und der Nacht weniger Arbeit hatte, da mit der Zeit weniger Entzündungen behandelt und weniger Reparaturen an meinen Blutgefäßen durchgeführt werden mussten. Es ist für mich nun absolut offensichtlich, warum ich auf eine Art und Weise essen möchte, die meinem Körper das Leben leichter macht, denn ich spüre es in meiner täglichen körperlichen Erfahrung. Ich fühle mich ausgeruhter, ich schlafe besser, ich habe eine bessere Haut und halte mein Gewicht mühelos. In dieser neuen Reihenfolge zu essen, ist die einfachste Form der Blutzuckerkontrolle, die ich je gefunden habe, und für mich ist sie vollkommen natürlich und effektiv.

Teil Zwei: Umsetzung der „10 Hacks" und Veränderung unterbewusster Glaubenssätze

Kapitel 3: Die „10 Hacks" in die Praxis umsetzen

In diesem Kapitel möchte ich dir einen Einblick in die „10 Hacks" aus Jessie Inchauspés Buch „Der Glukose-Trick" geben und wie sie für mich funktionieren. Anstatt ihre Erklärungen zu den einzelnen Hacks wiederzugeben und zu erklären, warum sie funktionieren und was der wissenschaftliche Grund dafür ist, werde ich die Notizen mit dir teilen, die ich mir beim Hören von Jessies Buch gemacht habe, denn sie fassen die Essenz jedes Hacks für mich zusammen. Ich werde auch Tipps geben, wie du die Hacks umsetzen kannst und was ich getan habe, um sie in meinen Alltag zu integrieren.

Warum die Reihenfolge der Nahrungsaufnahme den Blutzuckerspiegel beeinflusst

Nur für den Fall, dass du „Der Glukose-Trick" noch nicht gelesen hast, möchte ich dir eine kurze Einführung geben, warum die Reihenfolge, in der wir unsere Nahrung zu uns nehmen, wichtig ist. In der Wissenschaft ist schon länger bekannt, dass die Reihenfolge, in der wir Nahrung zu uns nehmen, einen erheblichen Einfluss auf unseren Blutzuckerspiegel hat. Wenn wir zuerst Kohlenhydrate konsumieren, werden diese schnell in Zucker aufgespalten, was zu einem raschen Anstieg des Blutzuckerspiegels führt. Diese Glukosespitze veranlasst die Bauchspeicheldrüse, eine große Menge Insulin auszuschütten, um den plötzlichen Zustrom von Glukose zu bewältigen. Mit der Zeit können häufige Blutzuckerspitzen und Insulinausschüttungen zu einer Insulinresistenz führen, bei der die Körperzellen nicht mehr so gut auf Insulin reagieren, was Krankheiten wie Typ-2-Diabetes auslösen oder verschlimmern kann.

Der Verzehr von ballaststoffreichen Lebensmitteln verlangsamt zunächst den Verdauungsprozess. Ballaststoffe bilden im Magen eine gelartige Substanz, die die Aufnahme von Zucker in den Blutkreislauf verlangsamt. Wenn dann Eiweiß und Fette folgen, verlangsamen diese den Verdauungsprozess weiter und sorgen dafür, dass der Zucker langsamer aufgenommen wird. Dieser stufenweise Ansatz minimiert Glukosespitzen und reduziert die Belastung der Bauchspeicheldrüse, Insulin auszuschütten, was zu einem stabileren Blutzuckerspiegel führt.

Wissenschaftliche Studien unterstützen diesen Ansatz. So hat eine in „Diabetes Care" (2015) veröffentlichte Studie von Shukla et al. gezeigt, dass der Verzehr von Gemüse und Eiweiß vor der Kohlenhydratzufuhr den Blutzucker- und Insulinspiegel von Menschen mit Typ-2-Diabetes nach dem Essen deutlich senkt. Die Studie zeigt, dass die Reihenfolge innerhalb der Mahlzeiten eine einfache, aber höchst effektive Strategie zur Verbesserung der Blutzuckerkontrolle sein kann. Am Ende des Buches habe ich ein paar Studien für dich aufgelistet, wenn du tiefer in die Materie eintauchen möchtest.

Wenn wir diese Prinzipien verstehen und anwenden, können wir unseren Blutzuckerspiegel besser kontrollieren und die allgemeine Gesundheit unseres Stoffwechsels unterstützen.

Ich kann Jessies Buch nur empfehlen, nicht nur weil es lehrreich und inspirierend ist, sondern weil es so viele Schätze zu bieten hat und alle wissenschaftlichen Fakten auf eine erstaunlich unterhaltsame und leicht verständliche Weise erklärt.

Der erste und mit Abstand wichtigste ihrer Hacks für mich ist dieser:
Iss immer in dieser Reihenfolge:

1. Ballaststoffe
2. Eiweiß & Fett
3. Stärke & Zucker

Dieser Hack ist für mich zu einer täglichen Praxis geworden und ich wende diese Reihenfolge jetzt bei jeder Mahlzeit an, auch wenn andere Leute mich dafür auslachen. Wie ich bereits früher in diesem Buch erwähnt habe, leere ich meinen Teller in dieser Reihenfolge: ich picke den Salat oder das Gemüse aus einem gemischten Gericht und esse sie zuerst, bevor ich zu Fleisch, Geflügel oder Fisch übergehe, und ich lasse die Kartoffeln, den Reis oder die Nudeln bis zum Schluss liegen. Ich vermeide es ganz, Brot zu essen, denn ich habe auch festgestellt, dass mein Bauch nicht mehr aufgebläht ist, seit ich Brot weglasse, und ich sehe auch nicht mehr aus, als wäre ich ständig schwanger. Das war eine bedeutsame Erfahrung für mich, denn ich LIEBE Brot und fand es anfangs sehr schwierig, es nicht zu essen. Seit ich wahrgenommen habe, welche körperlichen Auswirkungen Brot auf mich hat, fällt es mir leicht, es nicht zu kaufen. Ich habe auch festgestellt, dass das Gleiche mit Reis, Nudeln und Pizza passiert ist, die ebenfalls zu meinen geliebten Grundnahrungsmitteln gehörten. Sie alle stehen jetzt nicht mehr auf meiner Einkaufsliste und ich bestelle sie nur noch bei gelegentlichen Restaurantbesuchen als Leckerbissen, weil sie mir schmecken und ich nicht völlig darauf verzichten möchte. Da ich jetzt aber weiß, wie schädlich sie für meine Gesundheit sind, weil sie meinen Organismus wirklich zu reizen scheinen, ziehe ich es vor, diese Belastung zu vermeiden und meine Zellen und meinen Körper glücklich zu machen, indem ich etwas esse, das er leicht verdauen kann. Die Belohnung für mich ist, dass ich eine beträchtliche Menge an Gewicht verloren habe und langsam in eine Form und Figur geschmolzen bin, die ich zuletzt vor 20 Jahren hatte, und das fühlt sich RICHTIG gut an!

Alle ihre „10 Hacks" haben das Ziel, die Glukose- und Insulinkurven abzuflachen und dadurch Insulinspitzen zu verhindern. Die Abflachung der Glukosekurve stoppt den endlosen Kreislauf von Müdigkeit und Überreizung, weil wir die Achterbahnfahrt von einer süßen Leckerei bis zum Energietief stoppen, wenn wir wieder einen Schub brauchen.

Hack Nr. 1:

Der erste Hack, den ich oben erwähnt habe, nämlich **zuerst Gemüse, dann Eiweiß und Fette und zuletzt Kohlenhydrate zu essen**, verlangsamt nicht nur die Geschwindigkeit, mit der Nahrungsmoleküle vom Magen in den Dünndarm wandern, sondern auch die Geschwindigkeit, mit der die Nahrungsmoleküle ins Blut übergehen, und reduziert auch die Anzahl der Moleküle, die aufgenommen werden. Jessie erklärt, dass dies geschieht, weil zum einen die Ballaststoffe die Aufspaltung von Stärke in Glukose erschweren und weil das durch die Ballaststoffe gebildete „Fasernetz" es den Glukosemolekülen erschwert, durch die Darmwände in den Blutkreislauf zu gelangen. Weil so weniger Zucker in den Blutkreislauf gelangt, führt dies auch dazu, dass die Bauchspeicheldrüse weniger Insulin produziert, was wiederum die Insulinkurve abflacht, und eine schnellere Fettverbrennung ermöglicht. Dies fördert laut Jessie die Gewichtsabnahme.

Hack Nr. 2:

Der nächste einfache Hack ist, jeder Mahlzeit **eine grüne Vorspeise hinzuzufügen**. Idealerweise sollte es die gleiche Menge an Gemüse wie Stärke sein, die in der Mahlzeit folgt, und das Gemüse kann roh oder gekocht sein. Es ist wichtig, es nicht zu entsaften oder zu pürieren, da dadurch die Qualität der Ballaststoffe verloren geht, die für die Bildung des „Fasernetzes" verantwortlich sind. Der Trick besteht darin, etwas zu essen, was ein grünes Blatt oder Gemüse ist, bevor du deine Hauptmahlzeit isst. Ich esse oft Spinat mit zerbröckeltem Feta-Käse und gerösteten Pinienkernen mit einem Essig-Öl-Dressing. Oder eines meiner Lieblingsgerichte, Tomate und Mozzarella mit Basilikum-blättern, oder manchmal auch nur ein paar Palmherzen oder grüne Oliven, wenn ich nichts anderes zur Hand habe. Meine Mutter hat einen verblüffend einfachen Trick entwickelt, um eine grüne Vorspeise zu haben: immer, wenn sie eine Mahlzeit zubereitet, isst sie entweder eine Möhre oder etwas Brokkoli oder Blumenkohl, während sie das Gemüse schält oder wäscht, bevor sie es kocht. Ich mache das jetzt auch so und esse etwas rohen Rosenkohl oder Paprika, bevor sie in die Pfanne oder den Topf kommen.

Hack Nr. 3:

Ein Hack, den ich noch nicht wirklich genutzt habe, ist, **mit dem Kalorienzählen aufzuhören**. Ich habe die Idee des Kalorienzählens noch nie gemocht und fand es bei anderen Diäten in der Vergangenheit oft lästig, dass ich die Kalorien, die ich gegessen hatte, überprüfen und im Auge behalten musste, also achtete ich selten darauf. Ich fand Jessies Erklärung jedoch sehr aufschlussreich, dass Kalorien nur die Wärme messen, die entsteht, wenn ein bestimmtes Molekül verbrannt wird. Die Hauptaussage ist, dass es auf die Moleküle ankommt. Mit anderen

Worten: Es kommt darauf an, ob ich mich entscheide, Zucker oder Stärke zu essen, oder ob ich sie durch Ballaststoffe, Eiweiß oder Fett ersetze. Letztere haben eine andere Wirkung in und auf meinen Körper, auch wenn sie die gleiche Kalorienzahl haben wie die Zuckeroption. In der Praxis habe ich in den ersten drei Monaten, in denen ich die Hacks angewendet habe, mehr gegessen als vorher, weil ich vor jeder Mahlzeit einen Salat oder eine grüne Vorspeise gegessen habe, meinen Teller mit Gemüse und Eiweiß beladen und nur eine kleine Menge Kohlenhydrate auf meinem Teller erlaubt habe. Ich liebe Kartoffeln und wollte sie mir nicht vorenthalten, also habe ich nur eine statt zwei oder drei Kartoffeln gegessen und dafür mehr Gemüse. Der Effekt war erstaunlich, und ich habe diese Gewohnheit beibehalten. Heutzutage esse ich oft gar keine Kartoffeln mehr, sie sind zu einem Leckerbissen geworden und ich genieße sie sehr, aber ich baue meine Mahlzeit nicht mehr um sie herum auf. Wann immer es möglich ist, wende ich außerdem den folgenden kleinen Trick an, damit meine Kartoffeln und andere stärkehaltige Kohlenhydrate wie Nudeln und Reis weniger „Spitzen erzeugen", wenn ich sie esse:

Ich koche sie, bevor ich meine Mahlzeit zubereite und lasse sie abkühlen. Wenn es dann an der Zeit ist, das Gericht zuzubereiten, erwärme ich sie erneut. Durch diesen Prozess wird ein Teil der verdaulichen Stärke in resistente Stärke umgewandelt, eine Stärkeart, die im Dünndarm nicht verdaut wird und ähnlich wie lösliche Ballaststoffe funktioniert. Die resistente Stärke wird nicht so schnell in Glukose umgewandelt und ermöglicht so eine langsamere, allmähliche Freisetzung von Glukose in den Blutkreislauf, was wiederum dazu beiträgt, die Glukosekurve abzuflachen. Eine längere Erklärung dieses Tricks findest du im Anhang.

Hack Nr. 4:

Der nächste Hack hat sich für mich als ungemein positiv erwiesen. Er besteht darin, ein **herzhaftes Frühstück** zu essen, um die Glukosekurve beim Frühstück abzuflachen. Nach Jessies Modell besteht das ideale Frühstück aus Eiweiß, Ballaststoffen, Fett und nur optional aus Stärke und Obst. Gute Frühstücksrezepte sind daher: Avocado auf Toast, ein Eier-Muffin oder griechischer Joghurt mit Proteinpulver. Eier in jeder Form sind großartig, ebenso wie Nüsse, Chia- oder Leinsamen. Jessie empfiehlt, niemals fettfreien Joghurt zu essen, da das Fett in diesen Fällen durch Zucker ersetzt wird. Außerdem empfiehlt sie Milch anstelle von Reis- oder Hafermilch, da diese auf Getreide basieren und Stärke enthalten, die in deinem Körper als Zucker landet. Das Fett in der Kuhmilch hingegen „bekleidet" die Kohlenhydrate, die du isst, und verlangsamt die Aufnahme des Zuckers in deinen Blutkreislauf.

Ich esse morgens meist zuerst einen kleinen Blattsalat mit Chia- und Leinsamen, Tomate, Gurke, Kapern und manchmal Fetakäse oder Avocado und einem Dressing aus Essig und Öl. Danach esse ich Eier (gekocht, gerührt, gebraten oder pochiert) mit einer Scheibe Schinken (vom Knochen geschnitten) und einer Scheibe meines Lieblingsbrotes (ja!!) mit gemischter Nussbutter. Ich liebe den Geschmack und die Konsistenz von Brot, und das, das ich jetzt esse, ist frei von Weizen und Roggen und basiert auf Hafer. Es heißt „Pure Kornkraft Haferbrot" der Firma Grafschafter, und ich kann es nur empfehlen (es ist das einzige Haferbrot, das ich bisher in Deutschland gefunden habe, und ich bekomme nichts dafür, dass ich es hier erwähne. Ich möchte dir nur die Suche erleichtern, falls du dieses Brot einmal probieren möchtest). Der Grundgedanke ist, so viel Eiweiß wie möglich zu essen, denn der Körper sendet nur so lange Hungersignale, bis sein täglicher Eiweißbedarf gesättigt ist. Meine Erfahrung mit dieser Art von Frühstück ist, dass ich bis zu 5 oder 6 Stunden lang satt bin und mich lange Zeit nicht hungrig fühle. Ich esse jetzt an den meisten Tagen nur noch zwei Mahlzeiten, weil ich die Zeit dazwischen so lange strecken kann.

Man könnte auch einen Protein-Shake oder andere eiweißhaltige Lebensmittel zu sich nehmen. Jessie empfiehlt, morgens auf Obst, Müsli oder Fruchtsäfte zu verzichten, da sie alle extrem zuckerhaltig sind. Tatsächlich sagt sie, dass die gesamte Zuckermenge, die unser Körper an einem Tag braucht, in einem Glas Orangensaft enthalten ist. Jeder andere Zucker, den wir darüber hinaus zu uns nehmen, ist zu viel! Ich weiß, dass es vielen Menschen schwerfällt, morgens auf Brot, Müsli oder Obst zu verzichten, und die Vorstellung, den Tag mit einem Salat zu beginnen unnatürlich ist. Während meiner Krebserkrankung hatte ich meinen Tag mit einem grünen Smoothie begonnen, und es fiel mir leicht, weil ich wusste, warum ich das tat und wie es meinem Körper half, zu heilen. Wenn du dich mit den hier vorgestellten Frühstücksideen nicht anfreunden kannst, lies weiter in Kapitel 4, wo ich dir helfen werde, diese Schwierigkeiten zu überwinden.

Hack Nr. 5:

Der nächste Hack besagt, dass **alle Zuckerarten gleich sind.** Es gibt also keinen Grund, nur bestimmte Zuckerarten zu essen, von denen du denkst, dass sie nicht so schlecht sind. Am besten ist es vielleicht, Zucker und Trockenfrüchte einfach zu meiden. Es ist besser, ganze Früchte wie Äpfel oder Birnen zu essen, weil sie Ballaststoffe enthalten. Trockenobst hat zwar auch die Ballaststoffe, aber weil ihm der Großteil an Wasser entzogen wurde, neigen wir dazu weitaus mehr davon zu essen als von frischem Obst, was dann wiederum zu einer drastisch erhöhten Zuckeraufnahme führt. Wenn du mal Trockenobst essen willst, sollte es den Rahmen von ca. 25 Gramm pro Tag nicht überschreiten. Jessie sagt, dass gute künstliche Süßstoffe Allulose, Mönchsfrucht, reines Stevia Extrakt und Erythritol sind, aber ich habe nichts davon gekauft. Ich füge einfach keinem Lebensmittel oder Getränk Zucker hinzu.

Auch der Verzicht auf Zucker im Tee oder Kaffee war ein Akt der Gewohnheitsänderung, den ich vollzog, als bei meinem Partner Krebs diagnostiziert wurde. Wenn du einmal von einer solchen Krankheit betroffen warst und auch dir klar geworden ist, mit welchen ganz einfachen Maßnahmen du deinem Körper helfen kannst, eine solche Krankheit zu vermeiden, wird es viel einfacher, eine Gewohnheit zu ändern. Wenn du nicht darauf warten willst, dass dich ein solches Schicksal zum Handeln zwingt, nutze die Methoden, die ich im nächsten Kapitel vorstelle, und ändere deine Gewohnheit, weil du es willst. Das ist grundsätzlich der beste und einfachste Motivator, etwas zu ändern und wird den Prozess immer vereinfachen.

Hack Nr. 6:

Als Nächstes wählst du ein **Dessert statt eines süßen Snacks.** Das ist ein einfacher Hack, den ich immer wieder anwende. Jessie beschreibt, dass du dir, wenn du Lust auf einen süßen Snack hast, diesen zwar besorgst, ihn aber beiseitelegst und erst nach einer Mahlzeit isst. Auf diese Weise steht der Zucker des süßen Snacks am Ende der Nahrungskette, die in deinen Körper gelangt, und die negative Wirkung wird gedämpft und minimiert. Ich kaufe im Allgemeinen keine süßen Snacks mehr, aber ich esse gerne ein Dessert nach dem Abendessen und vielleicht jeden zweiten Abend ein kleines Eis. So gönne ich mir eine kleine Leckerei, und psychologisch gesehen ist es wichtig, dass ich mir diese auch nicht vorenthalte. Das Wissen, dass ich vor der Süßigkeit Ballaststoffe, Eiweiß und Fett gegessen habe, hilft mir dabei, die negativen Auswirkungen des Desserts zu minimieren, und ich fühle mich gut, dass ich mir diese

Süßigkeit gönnen kann, weil ich vorher strategisch klug gegessen habe, so dass ich mir auf die Schulter klopfen kann, weil ich etwas Gutes für meinen Körper getan habe und mir jetzt eine kleine Belohnung gönnen kann. Das funktioniert gut für mich, denn wir alle haben ein inneres Kind, das gerne belohnt wird, und es fühlt sich gut an, zu wissen, dass wir etwas gut gemacht haben.

Hack Nr. 7:

Der nächste Hack ist, bis zu 20 Minuten vor einer Mahlzeit ein Glas **Wasser mit einem Esslöffel Essig** zu trinken oder einen Salat mit Vinaigrette als Vorspeise zu essen. Ich habe eine 0,75-Liter-Flasche, die ich jeden Morgen mit drei Esslöffeln Apfelessig und Wasser fülle, damit ich keine Ausrede habe, mein Essigwasser nicht vor einer Mahlzeit zu trinken. Es ist eine Flasche mit einem Strohhalm, so dass meine Zähne auch vor der Säure geschützt sind, genau wie Jessie empfiehlt, dieses Essigwasser zu trinken. Ich habe diese Flasche mit in den Urlaub genommen, am Urlaubsort eine kleine Flasche Apfelessig gekauft und mir weiterhin jeden Tag die Flasche zubereitet. Es war der einfachste Trick, um die Hacks weiter umzusetzen und ich habe die Flasche sogar in Restaurants mitgenommen. Es war ein echtes Erfolgserlebnis, als ich diesen Hack während meines Urlaubs fortsetzte, und ich spürte auch den kontinuierlichen Nutzen davon. Zu Hause füge ich dem Wasser außerdem einen Zweig Rosmarin oder ein paar Pfefferminzblätter hinzu, was ihm einen besonderen Kick verleiht. Jessie hat außerdem zwei Rezepte für einen Essigcocktail veröffentlicht, die du auf ihrer Website herunterladen kannst. Man kann jede Essigsorte benutzen, ich nehme naturtrüben Apfelessig, weil er mir am besten schmeckt.

Hack Nr. 8:

Ein ganz logischer Hack ist es, **sich nach einer Mahlzeit 10 Minuten lang zu bewegen**, und zwar spätestens 90 Minuten nach Beendigung der Mahlzeit. Das flacht ebenfalls die Insulinkurve ab, weil dein Körper die Energie verbraucht, die du ihm gerade zugeführt hast. Ich gehe gerne spazieren und drehe in der Regel eine 3 km-Runde, wenn ich zu Hause bin. Wenn es aber zu spät oder zu dunkel für einen Spaziergang ist, mache ich 30 Kniebeugen oder Liegestütze oder etwas Ähnliches im Wohnzimmer. In ihren Videos auf YouTube empfiehlt Jessie „calf raises", also eine Übung wo man sich stehend auf die Fußspitzen hebt und langsam wieder senkt, da die Wadenmuskeln anscheinend sehr viel Energie dabei verbrauchen. Die Idee dahinter ist, dass du deine Muskeln aktivierst und etwas von der Energie verbrennst, die du gerade aufgenommen hast.

Hack Nr. 9:

Snacke herzhaft statt süß. Auch das mag am Anfang etwas seltsam klingen, aber ich habe festgestellt, dass ein Becher 5%iger Joghurt mit Nüssen oder sogar kleinen Schokoraspeln köstlich ist. Du kannst auch Macadamia-Nüsse, Apfelscheiben mit Nussbutter, Möhren mit Hummus, ein hartgekochtes Ei oder sogar eine Scheibe Schinken naschen. Das sind die Proteine, die ich gerne nasche, und diese Art des Snackens hat mir auch beim Abnehmen geholfen. Ich fühle mich gesättigt, wenn ich den Joghurt oder den Schinken gegessen habe, und ich habe nicht denselben Heißhunger auf immer mehr Schokolade oder immer mehr Lakritze, meine größte süße Versuchung. Alle süßen Leckereien bringen mich in einen Kreislauf, in dem ich immer mehr will, während ich nach einem herzhaften oder eiweißhaltigen Snack tatsächlich aufhören kann zu essen.

Hack Nr. 10:

Zu guter Letzt empfiehlt Jessie, deine **Kohlenhydrate „anzuziehen".** Das bedeutet, dass du Stärke und Zucker mit Eiweiß, Fett oder Ballaststoffen kombinieren solltest. Wenn du kannst, iss zuerst das Eiweiß, das Fett oder die Ballaststoffe, bevor du die Stärke oder den Zucker isst. Der Grundgedanke ist, dass du keine „nackten Kohlenhydrate" essen solltest. Du solltest zum Beispiel Obst mit Fett, Eiweiß oder Ballaststoffen kombinieren, z. B. mit Nussbutter oder Joghurt. Wenn du deine Kohlenhydrate anziehst, verlangsamt sich die Geschwindigkeit der Glukoseaufnahme in unserem Körper und die Glukosekurve wird flacher.

Eine Zusammenfassung und ein Überblick über die Hacks, jetzt, wo du sie kennengelernt hast:

Die „10 Hacks", um deine Blutzuckerkurve abzuflachen

1. **Iss immer in dieser Reihenfolge:**
   Ballaststoffe
   Eiweiß & Fett
   Stärke & Zucker
2. **Füge zu jeder Mahlzeit eine grüne Vorspeise hinzu:**
   Iss einen Salat oder ballaststoffreiches Gemüse vor deinem Hauptgericht, um die Aufnahme von Zucker zu verlangsamen.
3. **Hör auf, Kalorien zu zählen:**
   Konzentriere dich auf die Qualität deiner Nahrungsmittel und die Reihenfolge, in der du es isst, statt auf den Kaloriengehalt.

4. **Iss ein herzhaftes Frühstück:**
   Nimm Eiweiß, Ballaststoffe und Fette zu dir. Vermeide Stärke und Zucker am Morgen.

5. **Alle Zuckerarten sind gleich:**
   Alle Zuckerarten haben die gleiche Wirkung auf deinen Körper. Wenn du also Zucker isst, wähle den, den du bevorzugst. Ganze Früchte mit ihren natürlichen Ballaststoffen zu essen, ist besser als Fruchtsäfte zu trinken.

6. **Ziehe ein Dessert einem süßen Snack vor:**
   Wenn du Lust auf etwas Süßes hast, nimm es nach einer Mahlzeit zu dir, um den Blutzuckeranstieg zu minimieren.

7. **Trinke Essigwasser vor den Mahlzeiten:**
   Trinke ein Glas Wasser mit einem Esslöffel Essig bis zu 20 Minuten vor dem Essen.

8. **Bewege dich nach den Mahlzeiten:**
   Übe innerhalb von 90 Minuten nach dem Essen 10 Minuten lang leichte körperliche Aktivitäten aus.

9. **Snacke herzhaft statt süß:**
   Entscheide dich für eiweiß- oder ballaststoffreiche Snacks statt für zuckerhaltige.

10. **Zieh deine Kohlenhydrate an:**
   Kombiniere Stärke und Zucker mit Eiweiß, Fetten oder Ballaststoffen, um die Zuckeraufnahme zu verlangsamen.

Im Folgenden findest du ein paar zusätzliche Tipps aus Jessies Buch, die ich besonders nützlich fand:

- Vermeide es, verarbeitete Lebensmittel zu kaufen, bei denen Zucker innerhalb der ersten 5 Zutaten aufgeführt ist.
- Achte darauf, dass das Verhältnis von Ballaststoffen zu Kohlen-

hydraten mindestens 1:5 beträgt, was bedeutet, dass der Anteil der Ballaststoffe mindestens 20 % der Gesamtkohlenhydrate betragen sollte. Mit anderen Worten: Gibt es mindestens 1 Gramm Ballaststoffe pro 5 Gramm Gesamtkohlenhydrate? (Wenn du dir die Nährwertangaben auf dem Brot ansiehst, das ich oben empfohlen habe, wirst du überrascht sein, wie viele Ballaststoffe es enthält).

- GUTE FETTE sind GESÄTTIGT (Butter, Ghee, Kokosnussöl) oder EINFACH UNGESÄTTIGT (Avocado, Macadamia, Oliven). Koche mit Fetten, die bei Zimmertemperatur fest sind.
- SCHLECHTE FETTE (begünstigen Entzündungen, sind schlecht für die Herzgesundheit, bilden viszerales Fett, erhöhen die Insulinresistenz) sind MEHRFACH UNGESÄTTIGTE und TRANS-FETTE, die sich in verarbeiteten Ölen aus Sojabohnen, Mais, Sonnenblumen und Reiskleie sowie in frittierten Lebensmitteln und Fast Food finden. Leinsamenöl ist in Ordnung.

Das Wichtigste an all diesen Hacks ist, dass sie in die tägliche Praxis integriert werden müssen. Wenn du sie konsequent anwendest und gesunde neue Gewohnheiten entwickelst, wird die praktische Anwendung zu deinem neuen „Normalzustand". Die Diabetes-Diagnose hatte mich dazu motiviert, mein Leben wirklich konsequent zu verändern, und die Ergebnisse der Anwendung dieser Hacks sind schlichtweg erstaunlich. Ich gebe zu, dass ich den „Vorteil" hatte, eine Krebs-Erkrankung durchgemacht zu haben, bevor ich mit der Diabetes-Diagnose konfrontiert wurde. Daher wusste ich bereits, wie wichtig die Unterstützung für meinen Körper und meine Zellen war, damit sie einen gesunden Körper für mich schaffen konnten.

Eine meiner wichtigsten Erkenntnisse auf dieser „Entdeckungsreise der Möglichkeiten", wie ich sie nenne, ist, dass ich selbst für meinen

Körper verantwortlich bin. Ich bin dafür verantwortlich, ein Umfeld zu schaffen, in dem meine Zellen das tun können, was sie tun sollen, nämlich einen gesunden und fitten Körper zu schaffen. Was mich diese Diagnosen gelehrt haben, ist, dass, wenn ich mich nicht darum kümmere, wenn ich nicht darauf achte, was in mir vorgeht, mein Körper es mir irgendwann zeigen wird, und oft geschieht das durch einen Zusammenbruch in einem der Körpersysteme. Das angewandte Experiment, meine Essgewohnheiten zu ändern, hat mir deutlich gezeigt, dass, wenn ich mich so ernähre, dass es meinem Körper guttut, mein Körper mir auch gut dient. Ich bin weniger müde, fühle mich besser, habe eine bessere Haut und mehr Energie. Mein Gewicht ist mühelos gesunken und ich halte es jetzt auf einem Niveau, das ich zuletzt vor 20 Jahren hatte, und das, ohne überhaupt darüber nachzudenken, einfach dadurch, dass ich mich so ernähre, wie ich es jetzt tue. Ich hätte nie geglaubt, dass es so einfach sein kann, gesund zu sein. Wenn mir jemand gesagt hätte, dass es nur darauf ankommt, wie ich mich ernähre und nicht, was ich esse, ich hätte es nicht geglaubt. Aber genau das ist wichtig: wie du isst, was du isst, und du kannst alles essen, wenn du es in der richtigen Reihenfolge (und in vernünftigen Mengen) tust.

Die beeindruckendste Verbesserung, die mein Körper mir durch meine Smartwatch anzeigte, war, dass im Laufe eines Monats sowohl meine Ruheherzfrequenz als auch meine Atemfrequenz sanken und meine Herzfrequenzvariabilität stetig zunahm. Zuerst war ich überrascht, als ich das beobachtete, aber später wurde mir klar, dass mein Körper einfach weniger Arbeit zu leisten hatte und er seine Anstrengungen verringern konnte. Ich spürte es auch an der gesteigerten Energie, die ich hatte, und am besseren Schlaf. Es kam alles zusammen, und obwohl es mich nicht überraschen sollte, tat es das doch, weil ich nicht glauben konnte, dass alles so einfach war.

Hack Nr. 11 (optional):

An dieser Stelle möchte ich auf die Bedeutung von qualitativ gutem Schlaf und seinem Einfluss auf unseren Blutzucker hinweisen. Während Jessie sich in ihrem Buch auf die "10 Hacks" für die Blutzuckerregulierung konzentriert, möchte ich noch einen 11. Hack von mir hinzufügen: **Priorisiere deinen Schlaf.** Ausreichend guter Schlaf ist entscheidend für die Regulierung des Blutzuckerspiegels. Wenn wir schlafen, durchläuft unser Körper verschiedene Regenerationsprozesse, einschließlich der Hormonregulierung. Unzureichender Schlaf wird mit Insulinresistenz in Verbindung gebracht, einer Vorstufe von Typ-2-Diabetes. Studien haben gezeigt, dass Menschen, die regelmäßig weniger als 6 Stunden Schlaf pro Nacht bekommen, ein höheres Risiko haben, an Typ-2-Diabetes zu erkranken als Menschen, die 7-8 Stunden Schlaf bekommen. Schlafmangel kann auch zu gesteigertem Appetit und Heißhunger auf kohlenhydratreiche Lebensmittel führen, was es schwieriger macht, eine ausgewogene Ernährung einzuhalten. Um einen gesunden Blutzucker-spiegel zu unterstützen, strebe 7-9 Stunden qualitativ hochwertigen Schlaf pro Nacht an. Etabliere einen regelmäßigen Schlafrhythmus, schaffe eine entspannende Abendroutine und sorge dafür, dass deine Schlafumgebung bequem und förderlich für die Ruhe ist. Indem du den Schlaf zur Priorität machst, gibst du deinem Körper die Zeit, die er braucht, um Hormone zu regulieren, sich zu regenerieren und eine optimale Blutzuckerkontrolle aufrechtzuerhalten.

Du denkst vielleicht, dass ich gerade besseren Schlaf als eine der Auswirkungen der Umsetzung der „10 Hacks" beschrieben habe, und jetzt schlage ich vor, dem Schlaf Priorität einzuräumen. Meine Er-fahrung in der Arbeit mit meinen Klienten als Coach und Hypnothe-rapeutin hat gezeigt, dass sich Körper und Geist gegenseitig beein-flussen, und zwar in beide Richtungen. Wenn wir besser, länger oder regelmäßiger schlafen, verbessern sich unsere Hormone und unser Blutzuckerspiegel. Und wenn wir unseren Blutzuckerspiegel verbessern, schlafen wir auch besser. Im Grunde genommen ist es egal, an welcher Schraube wir drehen, wir beeinflussen immer das gesamte System. Du kannst die „10 Hacks" umsetzen und darauf warten, dass du besser schläfst, oder du kannst deine Schlafgewohnheiten priorisieren und sehen, wie sich das auf die Hormon- und Blutzuckerwerte deines Körpers auswirkt. Schlaf ist ein immens mächtiges Werkzeug und kann in vielerlei Hinsicht zur Erhaltung unserer Gesundheit und unseres Wohlbefindens beitragen. Matthew Walker hat ein fantastisches Buch zu diesem Thema verfasst, das du in den Ressourcen am Ende dieses Buches findest.

Ich möchte noch einen weiteren Wert erwähnen, der sich während der Umsetzung von Jessies „10 Hacks" stetig verbessert hat, und zwar meinen Blutzucker. Ich hatte mir einen kontinuierlichen Glukosemonitor (CGM) bestellt, weil ich es liebe, in Zahlen zu sehen, was in meinem Körper passiert. Die Auswirkungen von Sport auf meinen Blutzucker zu sehen, war äußerst aufschlussreich, ebenso wie der Schock, als ich nach dem Essen einer Pizza oder eines Reisgerichts einen rasanten Anstieg sah. Es ist eine Sache, zu „wissen", dass Reis oder Weizen nicht gut für mich sind, aber eine andere, die Blutzuckerwerte endlos steigen zu sehen, nachdem ich diese Lebensmittel gegessen hatte. Es war fast wie ein Film, der mir zeigte, was in meinen Blutgefäßen passierte, und es motivierte mich mehr als alles andere, diese Spitzen zu vermeiden. Andererseits war es auch sehr inspirierend und motivierend zu sehen, wie sich meine Glukosewerte langsam verbesserten, weshalb das Tragen eines CGMs für mich besonders nützlich war. Es war nur für kurze Zeit und es ist sicherlich nicht notwendig, damit die Hacks funktionieren, aber für einen Zahlenfreak wie mich war es das Sahnehäubchen auf der Torte. Ich habe verschiedene Lebensmittel ausprobiert, um zu sehen, wie sie sich auf meinen Blutzucker auswirken, und wie im Fall von Reis, Weizen und Kartoffeln weiß ich jetzt, warum ich sie unbedingt meiden möchte, denn ich schade meinem Körper, wenn ich sie esse. Das hat mir die Anzeige bildlich verdeutlicht.

Die „10 Hacks" zu einem Teil deiner täglichen Routine zu machen, mag zunächst schwierig anmuten, aber mit ein paar einfachen Strategien kannst du sie nahtlos in dein Leben integrieren. Beginne damit, dich auf einen Hack zu konzentrieren, z. B., dass du bei jeder Mahlzeit immer zuerst dein Gemüse isst. Sobald das zur Gewohnheit geworden ist, kannst du zum nächsten Hack übergehen, z. B. eine grüne Vorspeise vor dem Hauptgericht. Wenn es darum geht, auf dem richtigen Weg zu bleiben, kann das Vorbereiten von Mahlzeiten ein entscheidender Faktor sein - nimm dir jede Woche etwas Zeit, um frisches Gemüse zu waschen, zu schneiden und aufzubewahren, damit du es immer griffbereit hast, wenn du es brauchst. Halte gesunde Snacks wie Nüsse, Samen und Hummus bereit, wenn dich der Heißhunger überfällt, und vergiss nicht, den ganzen Tag über viel Wasser zu trinken. Wenn du dir auf deinem Handy Erinnerungen einträgst oder eine App benutzt, mit der du deine Gewohnheiten verfolgen kannst, bleibst du verantwortungsbewusst und motiviert, wenn du darauf hinarbeitest, dass diese Maßnahmen zu einem festen Bestandteil deines Lebensstils werden. Denk daran, dass Fortschritt wichtiger ist als Perfektion - feiere jeden kleinen Erfolg auf deinem Weg und sei nicht zu hart zu dir selbst, wenn du meinst, aus der Bahn zu geraten. Wenn du konsequent und geduldig bist, werden dir diese „10 Hacks" bald zur zweiten Natur werden und du wirst auf dem besten Weg sein, deine Gesundheit und dein Wohlbefinden zu optimieren.

Und wenn du sagst: „Ja, ich will die Hacks umsetzen, aber sie sind so schwierig, ich könnte nie Salat zum Frühstück essen!", habe ich im nächsten Kapitel einige Tipps und Tricks für dich. Ich habe sie auf meiner eigenen Reise angewendet und weiß, dass die Beispiele, die ich dir gebe, funktionieren, denn sie haben bei mir und meinen Klienten funktioniert, die die Hacks ebenfalls umsetzen und ihre Essgewohnheiten ändern wollten.

Kapitel 4: Die Macht des Unterbewusstseins

Die „Regeln des Bewusstseins" und wie das Unterbewusstsein unser tägliches Leben steuert

Wir alle wissen, dass es schwierig sein kann, unsere Gewohnheiten zu ändern. So haben die meisten von uns schon einmal versucht, abzunehmen, indem sie ihre Ess- oder Bewegungsgewohnheiten geändert haben. Manche haben versucht, ihre Gewohnheiten in Bezug auf Rauchen oder Alkoholkonsum zu ändern. Die Liste der Gewohnheiten, die wir ändern wollen, scheint oft endlos lang. Der Erfolg, ist meist leider nur minimal. Normalerweise wird ein gesetztes Ziel umso leichter erreicht, je größer der Wunsch, nämlich das tiefste innere Bedürfnis nach Veränderung ist.

Ich weiß, wie schwer es ist, Gewohnheiten zu ändern, und als Energiecoach und Hypnotherapeut ist es meine Berufung, Menschen dabei zu helfen, ihre Glaubenssätze und Gewohnheiten zu ändern. Für dieses Buch werde ich nicht sehr tief in die menschliche Psyche eintauchen, aber ich möchte dir die Grundregeln der Psyche erklären und wie du sie zu deinen Gunsten nutzen kannst, wenn du die „10 Hacks" umsetzen willst, aber Schwierigkeiten hast, z.B. deine Essgewohnheiten zu ändern. Nimm dieses kurze Kapitel als einen kleinen Trick, ein Bonusgeschenk, das dir in allen Lebenssituationen helfen kann, vor allem aber bei der Umsetzung von Jessies „10 Hacks".

Grob erklärt, wird unser Verstand im Allgemeinen in den bewussten Verstand und das Unterbewusstsein unterteilt. Den bewussten Verstand nutzen wir tagsüber, um unsere Gedanken zu ordnen, Ideen zu entwickeln und neue Fähigkeiten zu erlernen, um nur einige Bereiche zu nennen. Wir verwenden den Begriff bewusstes Denken oder Verstand oft für die geistigen Aktivitäten, die wir wahrnehmen und kontrollieren können und die mit der Funktion unseres Gehirns zusammenhängen.

Das Unterbewusstsein ist evolutionär ein viel älterer Teil von uns und hat die Aufgabe, alle „gewohnheitsmäßigen" Handlungen und alle Körperfunktionen, die uns am Leben erhalten, zu überwachen und zu regulieren. Zu diese Aufgaben gehören z.B. die Atmung und alle anderen Körperfunktionen wie Verdauung oder Schlaf. Wir sind uns dieser regulierenden Handlungen nicht einmal bewusst. Das Unterbewusstsein steuert auch alle gewohnheitsmäßigen Handlungen, die wir im Laufe des Tages ausführen, so z.B. Autofahren, wie wir auf einen Witz oder ein bestimmtes Erlebnis reagieren und wie wir essen. Alle unsere automatischen Verhaltensweisen sind im Unterbewusstsein gespeichert, und werden programmgetreu und fehlerfrei ausgeführt. Das merken wir, wenn wir etwas „wieder einmal" tun, von dem wir uns geschworen haben, es nie wieder zu tun. Sei es, dass wir die Zigarette rauchen, ein Stück Torte essen oder jemandem, der uns geärgert hat, etwas Schreckliches sagen. Das Unterbewusstsein ist der mächtigste Steuerhebel, der fast 95 % unseres täglichen Lebens dirigiert und kontrolliert, während wir nur in etwa 5 % unseres wachen Lebens bewusst handeln. Wenn wir diese Kräfteverteilung verstehen, ist es naheliegend, die Macht des Unterbewusstseins zu unserem Vorteil zu nutzen.

Wenn es z.B. darum geht, Essgewohnheiten zu ändern, spielt das Unterbewusstsein eine entscheidende Rolle, denn unsere Essgewohnheiten sind meist tief verwurzelt und haben sich seit der Kindheit entwickelt. Um ein Beispiel zu nennen: Viele von uns haben in ihrer Kindheit die Erfahrung gemacht, dass Schmerzen sofort gelindert waren, wenn uns ein Erwachsener etwas Süßes gegeben hat. Das kann im späteren Leben leicht zu der Angewohnheit führen, sich durch das Essen von Süßigkeiten selbst zu beruhigen. Solche Muster werden im Unterbewusstsein gespeichert, was es schwierig macht, sie allein durch Willenskraft zu ändern. Jeder, der schon einmal versucht hat, keine Schokolade zu essen, wenn er sich schlecht fühlt, kennt diese Erfahrung. Hast du vielleicht schon einmal zu einem herzhaften Snack gegriffen, wenn du gestresst bist, oder zu einer Zigarette? Dieses Verhalten ist dann als Bewältigungsstrategie in deinem Unterbewusstsein verankert.

Wenn wir verstehen, wie das Unterbewusstsein funktioniert, können wir es zu unserem Vorteil nutzen, um neue und gesündere Gewohnheiten zu schaffen. Um eine Essgewohnheit zu ändern, reicht es nicht aus, einfach zu beschließen, gesünder zu essen, sondern das Unterbewusstsein muss so umprogrammiert werden, dass es auf eine andere Art und Weise auf Stress reagiert. Dies kann durch Techniken wie Selbsthypnose, PSYCH-K®, positive Affirmationen oder Visualisierungen erreicht werden, die dazu beitragen, neue Nervenbahnen im Gehirn zu etablieren. Indem diese neuen Verhaltensweisen immer wieder bestärkt werden, werden sie zu den neuen Automatismen des Unterbewusstseins.

Das erste und wichtigste, was du verstehen musst, ist, dass das Unterbewusstsein diesen 4 Grundregeln folgt:

1. Die wichtigste Aufgabe des Unterbewusstseins ist es, **dich am Leben und in Sicherheit zu halten**; es versucht immer, dich **weg vom**

Schmerz und **hin zur Freude** zu bewegen.

2. Dein Unterbewusstsein **tut immer das, von dem es denkt, dass du es willst** und von dem es aufrichtig glaubt, dass es zu deinem Besten ist.

3. Die Art und Weise, wie du dich bei einem Ereignis fühlst und wie dein Unterbewusstsein darauf reagiert, ist das Ergebnis von nur zwei Dingen: den **Bildern, die du in deinem Kopf erzeugst,** und den **Worten, die du zu dir selbst sagst.**

4. Dein Unterbewusstsein bleibt gerne in dem, was vertraut ist. Um etwas erfolgreich zu ändern, musst du **das Ungewohnte gewohnt** und **das Gewohnte ungewohnt machen**.

Wenn ich mit meinen Klienten mit Hypnose arbeite, ist ein wichtiger Schlüssel zum Erfolg, dass wir diese 4 Grundregeln nutzen und dem Unterbewusstsein gezielt sagen, was wir erreichen wollen, damit es nicht weiterhin dasselbe tut, was es früher als Lösung für seine Hauptaufgabe entwickelt hat, um dich am Leben zu erhalten und dich aus dem Schmerz und hin zur Freude zu führen. Alle unsere Glaubenssätze und Verhaltensweisen haben ihre Wurzeln in unseren frühesten Tagen, als wir lernten, wie wir uns vermeintlich zu verhalten haben und was wir über uns selbst glauben müssten, um zu überleben und Freude, statt Schmerz zu erleben. Ich werde dieses Thema hier nicht weiter vertiefen, aber ich möchte, dass du ein Verständnis für die Macht des Unterbewusstseins bekommst.

Um seine Macht zu unseren Gunsten zu nutzen, müssen wir ihm sagen, was wir wirklich wollen, wir müssen es umprogrammieren. Es gibt einige Methoden, um das Unterbewusstsein dauerhaft umzuprogrammieren, für mich war der wirksamste und einfachste Weg, das zu tun, die Selbst-Hypnose und eine Methode namens PSYCH-K®. Am einfachsten ist es, einen Coach oder Therapeuten einer solchen Methode zu finden und ihn um Hilfe zu bitten, aber du kannst es auch selbst tun. Hierzu braucht es nur etwas Know-how und ein wenig Anstrengung und Ausdauer.

Der Schlüssel ist, Freude mit der gewünschten Veränderung zu verbinden. Wir können uns zum Beispiel sagen: „Ich liebe es, morgens Salat zu essen, das tut mir so gut!" Ich weiß, es mag sich seltsam anhören und anfühlen, das zu sagen oder auch nur zu denken. Wenn du es aber 2 bis 3 Minuten lang tust, wirst du merken, wie sich deine Wahrnehmung verändert und du die Idee gar nicht mehr so seltsam findest. Je mehr du ein positives Gefühl mit der Aussage verbinden kannst, desto besser wird es funktionieren. Du kannst auch an etwas denken, das dich glücklich macht, oder dir eine Situation vorstellen, in der du dich so glücklich fühlst, weil sie so gut für dich ist, und dieses Bild dann mit dem Inhalt des Satzes verbinden, den du wiederholst.

Als Nächstes sagst du deinem Unterbewusstsein, was du wirklich willst: „Ich möchte zuerst das Essigwasser trinken und ich esse gerne Ballast-stoffe oder einen Salat als Vorspeise zu jeder Mahlzeit". Auch hier gilt: Wiederhole es 2 bis 3 Minuten lang und beobachte, wie es leichter wird, es zu sagen und zu glauben. Spüre wieder die Energie, eine bewusste Entscheidung zu treffen, während du deine Aussage wiederholst.

Der dritte Schritt ist ebenfalls unglaublich kraftvoll: Verbinde schöne Bilder der Freude und des Vergnügens mit der beabsichtigten Verän-derung, während du die oben genannten Aussagen zu dir sagst. Stell dir vor, wie die Fasern der Salatblätter die Zuckermoleküle davon abhalten, in deinen Blutkreislauf zu gelangen, und freue dich darüber, sei dankbar für diese Aufgabe, die sie für dich erfüllen.

Der letzte Schlüssel zum Erfolg ist die Ausdauer. Das Unterbewusstsein liebt das Vertraute, denn es ist vorhersehbar und gibt ihm Sicherheit. Alles, was ungewohnt ist, hat das Potenzial, uns Angst zu machen, und das mögen wir nicht. In diesem Fall müssen wir, um z.B. eine neue Art der Ernährung zu etablieren, uns die alte vertraute Art zu essen abgewöhnen, und uns die Neue Art, zuerst Ballaststoffe, dann Eiweiß und Fette und zuletzt Kohlenhydrate zu essen, zur Gewohnheit machen. Glücklicherweise lernt das Unterbewusstsein auch durch Wiederholung. Je öfter und länger wir also dieses Verhalten wiederholen und je konsequenter wir mit uns selbst sind, desto leichter wird das Unterbewusstsein die neue Art als vertraut akzeptieren und die alte Art vergessen und ungewohnt machen.

Zusätzlich zu diesen Aktivitäten kannst du einen einfachen Trick anwenden, um dich selbst zu hypnotisieren. Verwende die Sprachaufnahme-App auf deinem Handy und nimm dich selbst auf, während du Dinge sagst wie: „Ich liebe es, Salat als ersten Gang zu essen, ich trinke immer das Essigwasser vor dem Essen und ich liebe es, wie ich mich mit der neuen Art zu essen fühle, so frei, leicht und zufrieden..." Fahre fort und sage all die guten Dinge über die „10 Hacks" mit deiner eigenen Stimme, langsam und ruhig, dann lege eine Endlosschleife an und höre sie dir nachts im Schlaf an. Immer wenn du dich in der REM-Schlafphase befindest, nimmt dein Unterbewusstsein diese Botschaften auf und integriert sie als deine neuen Glaubenssätze. In dieser „Traum-Schlafphase" sind die Hirnstromwellen ähnlich denen, die in der Hypnose vorliegen (nämlich Alpha-Wellen mit 8-12 Hz und Theta-Wellen mit 4-7 Hz), und deshalb kann man in dieser Phase leicht das Unterbewusstsein erreichen und neue Glaubenssätze einprogrammieren. Diese ist die einfachste Art der unterbewussten Programmierung, die du selbst durchführen kannst. Weitere nützliche Informationen zur Selbsthypnose findest du in dem Buch „Self-Hypnosis" von Gil Boyne (leider nur auf Englisch verfügbar).

Um sicherzustellen, dass ein dauerhaftes Ergebnis erzielt wird, innere Überzeugungen geändert und neue Gewohnheiten entwickelt werden, müssen die oben genannte Tricks mindestens für drei Wochen täglich angewandt werden. Es geht darum, automatische Verhaltensweisen zu schaffen. Diese Veränderungen sind am nachhaltigsten, wenn sie von innen kommen. Wenn du mit einem Therapeuten oder einer Therapeutin zusammenarbeitest, kannst du sogar deine Abneigung gegen Gemüse (für manche sogenanntes „Kaninchenfutter") beseitigen, indem du diese Überzeugung an der Wurzel packst und sie durch einen neuen Glaubenssatz ersetzt.

Einführung in die Hypnotherapie und PSYCH-K®

Ich stelle hier nur Hypnotherapie und PSYCH-K® als Methoden vor, die helfen können, Überzeugungen auf der unterbewussten Ebene zu verändern, da ich beide in meiner Praxis im Rahmen der Arbeit mit meinen Klienten anwende. Andere Methoden wären z.B. CBT (Kognitive Verhaltenstherapie) oder NLP (Neuro-Linguistisches Programmieren) oder einfach Affirmationen und Achtsamkeitstechniken. Sie könnten genauso gut funktionieren; ich habe sie nur noch nie angewendet und kann daher nichts über ihre Wirksamkeit sagen.

Ich möchte dir einen kurzen Überblick über die beiden von mir angebotenen Methoden geben, da sie sich als äußerst hilfreich und kraftvoll bei der Veränderung unterbewusster Überzeugungen erwiesen haben, damit du dir selbst ein Bild machen und entscheiden kannst, ob du sie ausprobieren möchtest.

Hypnotherapiesitzungen mit mir beginnen zuerst mit einem Gespräch, in dem du die gewünschten Veränderungen beschreibst, die du erreichen möchtest. Dann führe ich dich in einen Zustand tiefer Entspannung, in dem du Zugang zu deinem Unterbewusstsein hast. Während der ganzen Zeit hast du die Kontrolle über alles, was du tust oder sagst, und du kannst dich auch jederzeit entscheiden, die Hypnose zu verlassen. Wir arbeiten gemeinsam zuerst am Ursprung deiner alten Glaubenssätze und installieren dann die neuen Glaubenssätze durch positive Suggestionen. Im Anschluss erhältst du eine personalisierte Hypnoseaufnahme von etwa 20 Minuten, die du dir 21 Tage lang anhören musst, um den neuen Glaubenssatz zu implementieren. In dieser Zeit übst du bereits die neuen Gewohnheiten und machst die neuen gewünschten Verhaltensweisen deinem Unterbewusstsein vertraut.

PSYCH-K® funktioniert etwas anders, denn hier nutzen wir dein Energiefeld, um auf dein Unterbewusstsein zuzugreifen und den neuen Glaubenssatz oder das gewünschte Verhalten umzusetzen. Es ist nicht nötig, in Hypnose zu gehen, du bist während der Sitzung völlig wach und musst mir nichts außer dem gewünschten Ergebnis mitteilen. Eine PSYCH-K®-Sitzung ist viel schneller und effektiver, da der Glaubenssatz bereits während der Sitzung implementiert wird.

Beide Methoden verlangen „action steps," du musst also selbst tätig werden. Du wirst deine neuen gewünschten Gewohnheiten durch stetiges Wiederholen üben müssen, damit sie deinem Unterbewusstsein vertraut werden, aber es wird einfacher sein, da es bereits darauf programmiert ist, dich zu unterstützen, weil es den neuen Glaubenssatz bereits als deine neue Wirklichkeit akzeptiert hat.

Ich weiß, dass diese Einführung kurz ist und nur einen groben Überblick geben kann. Die wichtigste Information, die ich aber mit dir teilen möchte, ist, dass jede dieser Methoden deine Anstrengung, dich und/oder dein Verhalten zu ändern, so viel leichter macht, da du dein Unterbewusstsein auf deine Seite bringst, um dich zu unterstützen, anstatt dagegen arbeiten zu müssen. Aus der Arbeit mit meinen Klienten weiß ich, dass alle unsere Gewohnheiten und Glaubenssätze irgendwann in unserem Leben entstanden sind, um unser Überleben zu sichern, um uns zu schützen. Das Unterbewusstsein wird alles tun, um uns weg von Schmerz und hin zu Freude zu bringen. Ohne jegliche Aktualisierung der Programmierung wird es aber immer weiter den alten Glaubenssätzen und Gewohnheiten folgen. Es ist wichtig zu verstehen, dass diese Glaubenssätze uns gedient haben als wir jung waren, es waren meist geniale Lösungen für immense subjektiv wahrgenommene Bedrohungen, dementsprechend sind sie aber inzwischen auch veraltet und bedürfen einer Aktualisierung. Die Arbeit an deiner unterbewussten Programmierung ist wie das Update der Betriebssoftware deines Telefons oder Computers. Wird es ignoriert, funktioniert das Gerät irgendwann nicht mehr, weil es mit den neuen Anforderungen nicht mehr Schritt halten kann. Das Gleiche gilt für die innere unterbewusste Programmierung. Das Problem ist nur, dass uns das niemand erzählt. Der Grund für so viele Konflikte und Schwierigkeiten in der Welt liegt meiner Meinung darin, dass die meisten Menschen mit dem unterbewussten Programm eines Kindes leben und handeln, das nie aktualisiert wurde. Die längste Zeit wussten wir nicht, dass wir unsere Programmierung aktualisieren können, und wir taten unser Bestes, basierend auf dem zur Verfügung stehenden Programm. In der heutigen Welt gibt es viele Möglichkeiten, dieses Programm zu aktualisieren. Es liegt an uns, die Möglichkeiten zu erforschen und sie zu nutzen. Eine Hypnotherapie Sitzung oder eine PSYCH-K®-Sitzung, die bei der Umsetzung der „10 Hacks" hilft, könnte der perfekte Weg auch für dich sein, um herauszufinden, wie kraftvoll die Veränderung deines Unterbewusstseins sein kann, und wie sie auch für andere Bereiche deines Lebens hilfreich sein könnte.

Wenn du mehr über Hypnotherapie oder PSYCH-K® erfahren oder einen Therapeuten oder Coach in deiner Nähe suchen möchtest, findest du am Ende des Buches ein paar Ressourcen mit weltweiten Registern. Du kannst mich auch über meine Website www.tanyasperling.com kontaktieren. Ich biete dir gerne ein kostenloses Beratungsgespräch auf Englisch oder Deutsch an.

PSYCH-K® nutzen, um unterbewusste Glaubenssätze zu verankern und Gewohnheiten leichter zu ändern

Ich möchte dir einen kurzen Einblick geben, wie die Änderung deiner unterbewussten Überzeugungen deine Gewohnheitsänderungen erleichtern kann. Zu diesem Zweck werde ich mit dir die Glaubenssätze teilen, die ich in meinem eigenen Unterbewusstsein installiert habe. Sie haben mir geholfen, meine Essvorlieben und -gewohnheiten zu ändern und auch meinen HbA1c-Wert ohne Medikamente drastisch zu senken. An dieser Stelle möchte ich erwähnen, dass unser Körper unseren Überzeugungen folgt und dass unsere Zellen das physisch ausdrücken und zeigen, was wir glauben. Ich habe die positive Kraft der Glaubenssatzveränderung durch Hypnose hautnah während meiner Brustkrebsbehandlung und der nachfolgenden sechsmonatigen Chemotherapie ohne größere Nebenwirkung erfahren. Über diese Erfahrung schreibe ich in einem weiteren Buch und freue mich, wenn ich dein Interesse auch dafür geweckt habe. Sowohl mit Hypnose als auch mit PSYCH-K® können wir die Manifestation unseres Körpers beeinflussen und eine gesunde Entwicklung unterstützen. Um mehr über die Beziehung zwischen dem Körper und unseren Überzeugungen zu erfahren, empfehle ich dir die Bücher von Bruce Lipton, „Intelligente Zellen", und Gabor Maté „Wenn der Körper nein sagt".

Nach all der Theorie fasse ich hier einige Beispiele für Glaubenssätze zusammen, die ich für mich formuliert habe. Einige davon werden sich für dich vielleicht seltsam oder unrealistisch anhören, vor allem wenn du Wissenschaftler/in oder Mediziner/in bist. Am ehesten einleuchtend lässt es sich vielleicht mit dem Beispiel des Placebo-Effekts vergleichen, wenn du (noch) nicht so ganz an die Macht des Unterbewusstseins über den physischen Körper glauben willst. Das Komische daran ist, dass heutzutage jedem bewusst ist, dass Stress schlecht ist und uns krank machen kann. Aber was wäre, wenn das Gegenteil der Fall wäre und positive Gedanken und Gewohnheiten uns gesund machen könnten? Nur mal so gesagt…

Hier sind einige der Glaubenssätze, die ich in meinem eigenen Unterbewusstsein implementiert habe, um die Umsetzung von Jessies „10 Hacks" zu erleichtern und den Heilungsprozess meines Körpers zu unterstützen:

- Ich fühle mich nach jeder Mahlzeit satt und zufrieden und mein Zucker-Insulin-Verhältnis wird immer ausgewogener.
- Ich liebe es, vor einer Mahlzeit Essigwasser zu trinken und jede Mahlzeit mit einem Salat zu beginnen.
- Ich genieße es, zuerst Gemüse, dann Eiweiß und Fette und zuletzt Kohlenhydrate zu essen.
- Ich liebe ein herzhaftes Frühstück und esse den Großteil meiner Proteine am Morgen.
- Ich treibe jeden Tag Sport in irgendeiner Form, weil es meinen Zellen hilft, Fett zu verbrennen und auf Insulinausschüttungen zu reagieren.
- Es fällt mir leicht, auf ungesunde Lebensmittel wie Brot und Süßigkeiten zu verzichten.
- Wenn ich mich entscheide Kohlenhydrate zu essen, kombiniere ich

sie mit Eiweiß, Fett oder Ballaststoffen.

- Mein HbA1c-Wert normalisiert sich.
- Ich entscheide mich von innen heraus für gesunde Lebensmittel.
- Wenn ich ein Dessert essen möchte, achte ich darauf, dass ich vorher oder dazu Ballaststoffe, Eiweiß oder Fett esse.
- Meine Bauchspeicheldrüse produziert perfektes Insulin, und alle meine Zellen sind optimal insulinempfindlich und reagieren angemessen darauf.
- Alle meine roten Blutkörperchen sind frei von überschüssiger Glukose.
- Mein Blutzucker ist der eines normalen, gesunden Erwachsenen.

Ich möchte hinzufügen, dass ich diese und andere Glaubenssätze über einen Zeitraum von 3 Monaten zusammengestellt und angewandt habe, wann immer ich das Gefühl hatte, dass ich mir selbst etwas mehr Unterstützung geben wollte. Jede Art von innerer Veränderung braucht Zeit und ist ein Prozess, und das gilt auch für mich. Durch die Umsetzung dieser Glaubenssätze fiel es mir deutlich leichter, mir schnell neue und vor allem gesundheitsfördernde Gewohnheiten anzueignen. Das Ergebnis war, dass es mir z.B. leichtfiel, spazieren gehen zu wollen, weil meine innere Stimme mir sagte, dass ich das wollte, weil es gut für mich ist. Es war, als ob ich den inneren Schweinehund durch einen inneren Cheerleader ersetzt hätte. Meine eigene innere Stimme unterstützte mich plötzlich und meine automatischen Gedanken (=mein Unterbewusstsein) wollten, dass ich tue, was gut für mich ist. Kann es noch einfacher werden? Ich setzte all die Veränderungen mit Leichtigkeit, Freude und einer enormen Effektivität um, und das so nachhaltig, dass ich aktuell immer noch die gleichen Gewohnheiten habe. Ich weiß, es ist nur meine persönliche Erfahrung, die ich hier mit dir teile, aber ich verspreche dir, dass du die gleiche Erfahrung machen kannst, wenn du es versuchst.

Teil Drei: Herausforderungen überwinden und Erfolg haben

Kapitel 5: Der Umgang mit emotionalen und praktischen Herausforderungen

Die anfänglichen Gefühle von Depression und Niederlage

Jede Diagnose, die wir erhalten, hat das Potenzial, uns aus der Bahn zu werfen. Egal, ob es sich um etwas Geringfügiges wie einen Husten oder eine Erkältung handelt oder um eine schwerwiegende Erkrankung wie Krebs, Herzinfarkt oder Schlaganfall. Jeder hat ein anderes Empfinden und seine eigene Wahrnehmung. Daher kann die Diagnose von Typ-2-Diabetes etwas sein, das schockiert oder etwas, das wir hören und ignorieren und versuchen so weiterzuleben wie bisher. Die Bandbreite der Reaktionen ist riesig.

Ich sage das hier, weil ich weiß, dass ich ein ziemlich pragmatischer Mensch bin und selbst meine Krebs-Diagnose mich in den Augen meiner Freunde und mir selbst nicht allzu sehr aus der Bahn zu werfen schien. Als mir der Endokrinologe dann im Jahr 2020 sagte, dass ich eine „steroidbedingte Insulinresistenz" habe, die zu Typ-2-Diabetes führen würde, nahm ich das als Herausforderung an und war mir sicher, dass ich diesen Zustand leicht rückgängig machen würde. Ich hatte gerade mit meinem Körper den Krebs bewältigt und wusste, dass wir gemeinsam einen großen Heilungserfolg erzielt hatten. Als ich die Diabetes-Diagnose erhielt, machte ich mich daher sofort daran, Wege zu finden, um die Krankheit rückgängig zu machen, und innerhalb von 6 Monaten hatte ich dieses Ziel erreicht, indem ich meine Ernährung umstellte, Sport trieb und 10 % meines Gewichts abnahm. Ich hatte noch immer die Unterstützung von Freunden, die mir auch schon während meiner Krebserkrankung beigestanden hatten, und sie begleiteten mich auch weiterhin auf meinem Weg. Sie meldeten sich z.B. an, um mit mir den „Moonwalk" zu gehen, eine Wohltätigkeitsveranstaltung, bei der man entweder einen Marathon oder einen Halbmarathon geht, um Spenden für die Brustkrebsforschung und für die Unterstützung von Brustkrebs-Patienten zu sammeln. Es war während der Lockdown-Zeit, also gingen wir, statt alle gemeinsam in London, jeder an seinem Wohnort, unterstützten uns aber gegenseitig über die sozialen Medien, und es war eine großartige Teamerfahrung.

Beim zweiten Mal nahm ich die Diabetes-Diagnose anders wahr. Drei Jahre nach der ersten Diagnose hatte ich viel Zeit damit verbracht, mich auszuruhen, zu erholen und zu heilen, und ich hatte dafür gesorgt, dass ich mich so weit wie möglich entspannte, damit mein Körper nicht gestresst wurde und Grund hatte, mit einer weiteren Krebserkrankung aufzuwarten. Ich hielt an meinem Sportprogramm fest, und ging spazieren, wann immer ich konnte, aber aus irgendeinem Grund hatte ich die Ernährungsumstellung nicht strikt eingehalten und wieder stetig zugenommen. Auf sozialer Ebene hatten sich die Dinge beruhigt, da keine unmittelbare Krebsgefahr mehr bestand und ich meinen gewohnten Freundeskreis mit seinen üblichen Interaktionen hatte. Irgendwie fühlte ich mich aber trotzdem einsam und überwältigt, als ich diese neue Diabetes-Diagnose erhielt. Wenn ich auf diesen Moment zurückblicke, ist es im Nachhinein interessant zu beobachten, dass ich das Gefühl hatte, versagt zu haben. Ich fühlte mich als Versager, weil ich meine gesunde Ernährung nicht aufrechterhalten konnte. Ich war weitgehend zu meinen alten Essgewohnheiten zurückgekehrt und fühlte mich wie eine Verräterin meinem Körper und meinen Zellen gegenüber, weil ich mein Versprechen auf sie aufzupassen und sie zu pflegen, gebrochen hatte. Ich hatte auch das Gefühl, es nicht schaffen zu können, ich fühlte mich allein, wahrscheinlich, weil mir klar wurde, dass es außer mir niemanden gab, der dieses Problem lösen und die notwendigen Maßnahmen ergreifen konnte.

Ein paar Tage verbrachte ich damit, im Wechsel traurig, niedergeschlagen, deprimiert, frustriert und verärgert darüber zu sein, dass mein Körper nicht das tat, was ich von ihm wollte, nämlich gesund zu sein. Bis zu einem gewissen Grad hatte ich wohl geglaubt, dass ich mich nur „gesund denken" müsste, und damit wäre es getan. So war es aber nicht. Denken allein reichte nicht aus, das wurde mir damals klar. Es musste gehandelt werden. Ich fühlte mich aber zu müde und entkräftet, um wirklich etwas zu unternehmen, zumindest in den ersten Tagen. Dann erwachte meine kämpferische Seite wieder, und ich beschloss, dass ich diesen Diabetes erneut rückgängig machen würde. Und dieses Mal musste ich einen Weg finden, der dauerhaft sein würde.

Einige meiner Freunde werden vielleicht überrascht sein, wenn sie den obigen Text lesen, aber ich teile meine emotionalen Schwierigkeiten hier, weil ich glaube, dass es wichtig ist, zu akzeptieren, dass sie real sind. Wir sind echte Menschen. Selbst die stärkste Person hat manchmal innerlich zu kämpfen, und ich habe gelernt, dass es gut ist, diesen Kampf mit jemandem zu teilen. Wir müssen nicht alles allein schaffen, und selbst wenn wir gute Bewältigungsstrategien haben und sehr belastbar sind, ist es gut und okay, sich Unterstützung zu holen oder um Hilfe zu bitten.

Ich nutzte Meditationen und Energiebalancen (eine Methode bei PSYCH-K®), um meine emotionale Seite wieder in ein für mich stabiles Fahrwasser zu bringen. Und was noch wichtiger war: ich nahm die Hilfe an, die der NHS in Form von diversen Gesundheitschecks anbot. Sie alle zeigten, dass ich trotz meines Diabetes in guter körperlicher Verfassung war, was mir einen zusätzlichen Motivationsschub gab. Auch das Gesundheitscoaching, das mir angeboten wurde, nahm ich gerne an. Es war gut, mit meinem Coach über meinen emotionalen Zustand zu sprechen. Sie kannte mich nicht persönlich, also musste ich nicht so tun, als ginge es mir gut, wie ich es im Gespräch mit meinen Freunden und meiner Familie tat. Es war sehr hilfreich, nicht stark sein zu müssen und mich stattdessen einfach in ein Netz fallen zu lassen, das jemand anderes für mich bereithielt. Es war auch insofern eine wertvolle Erfahrung, weil ich dieses Netz ja ständig für meine Coaching-Klienten aufspanne, nun zu akzeptieren, dass auch ich diese Hilfe annehmen darf. Das war demütigend und heilend zugleich. Wie jede Erfahrung war auch diese Diabetes-Diagnose eine große Chance für mich, zu lernen und zu wachsen. Ich glaube, dass jede Schwierigkeit, mit der wir konfrontiert werden, eine Gelegenheit ist, uns weiterzuentwickeln, sei es in Bezug auf Fähigkeiten, Einsicht, Weisheit oder Widerstandsfähigkeit.

Es ist wichtig, diese Gefühle zu erkennen und anzusprechen, anstatt sie zu unterdrücken. Wenn du die Hilfe von deinem Umfeld akzeptieren kannst, egal ob es sich um Freunde, Familie oder professionelle Coaches handelt, kann das einen großen Unterschied machen. Hilfe anzunehmen und Probleme mit anderen zu teilen, kann unglaublich heilsam und stärkend sein.

Strategien zur Überwindung emotionaler Hürden

- **Nimm deine Gefühle an:** Es ist in Ordnung, wenn du dich traurig, frustriert oder besiegt fühlst. Nimm diese Emotionen an und verstehe, dass sie eine natürliche Reaktion auf eine schwierige Situation sind.
- **Suche dir Unterstützung:** Zögere nicht, dir Hilfe zu holen. Ob durch ein professionelles Gesundheitscoaching oder ein Gespräch mit Freunden und Familie - wenn du deine Last mit ihnen teilst, wird die emotionale Last leichter. Geteiltes Leid ist halbes Leid.
- **Setze dir kleine, erreichbare Ziele**: Unterteile deinen Weg in überschaubare Abschnitte. Feiere kleine Siege, um Schwung und Selbstvertrauen aufzubauen.
- **Übe Selbstmitgefühl aus:** Sei nett zu dir selbst. Verstehe, dass Rückschläge Teil des Prozesses sind und dass es nie zu spät ist, wieder auf den richtigen Weg zu kommen.
- **Bleib informiert und motiviert:** Die Lektüre von Büchern wie „Der Glukose-Trick" hat mir das Wissen und die Motivation gegeben, die ich brauchte, um Veränderungen umzusetzen. Informiert zu sein, hilft dir, bessere Entscheidungen zu treffen.

Wenn du dich auf diese Strategien konzentrierst, kannst du die emotionalen Herausforderungen, die mit einer Diabetes-Diagnose einhergehen, meistern und dich selbst befähigen, dauerhafte, positive Veränderungen vorzunehmen.

Emotionale Hürden und ihre körperlichen Auswirkungen

Es mag dich überraschen zu hören, dass Stressbewältigung ein weiterer wichtiger Faktor ist, um den Blutzuckerspiegel stabil zu halten. Wenn wir Stress erleben, wird die Kampf-oder-Flucht-Reaktion unseres Körpers ausgelöst und das Stresshormon Cortisol ausgeschüttet. Cortisol wiederum signalisiert unseren Zellen, gespeicherten Zucker freizusetzen, der unsere Muskeln mit Energie versorgt, um entweder zu kämpfen oder vor der vermeintlichen Bedrohung zu fliehen. In der heutigen Zeit entsteht Stress oft durch emotionalen oder mentalen Druck und nicht durch physische Gefahren, aber unser Körper reagiert immer noch auf die gleiche Weise, dank der evolutionären Programmierung unseres Körpers.

Dauerhafter Stress führt zu einer ständigen Freisetzung von Zucker in den Blutkreislauf, was zu einem erhöhten Blutzuckerspiegel und möglichen gesundheitlichen Problemen führt. Um dem entgegenzuwirken, ist es wichtig, stressreduzierende Techniken in den Tagesablauf einzubauen. Die herzzentrierte Atmung, wie sie vom HeartMath-Zentrum in Kalifornien gelehrt wird, Meditation oder Achtsamkeitspraktiken können helfen, den Körper während eines anstrengenden Tages wieder ins Gleichgewicht zu bringen. Ein entspannendes Bad am Ende des Tages oder ein Spaziergang in der Natur können ebenfalls helfen, Stress abzubauen und ein Gefühl der Ruhe zu vermitteln. Energieübungen wie die Daily Energy Routine von Donna Eden oder Yoga und Tai-Chi können ebenso helfen, Energie auszugleichen und Stress abzubauen. Indem der Stressbewältigung oberste Priorität eingeräumt wird, wird die natürliche Fähigkeit des Körpers, den Blutzuckerspiegel zu regulieren und die allgemeine

Gesundheit und Wohlbefinden zu erhalten, unterstützt.

Ich beobachtete die Auswirkungen von emotionalem oder körperlichem Stress nicht nur an den Zahlen auf meiner Smartwatch, wenn meine Herzfrequenz anstieg oder meine Schlafqualität sank, sondern auch an meinen Blutzuckerwerten, während ich einen CGM trug. Stressige Situationen führten zu einem Anstieg des Blutzuckerspiegels, genauso wie Sport, wenn meine Muskeln mehr Energie brauchten.

Die Erfahrung, als „Diabetiker" abgestempelt zu werden

Hier in Großbritannien, wo ich lebe, beschweren sich viele Menschen über das nationale Gesundheitssystem, den NHS, weil es oft lange Wartezeiten für Behandlungen gibt und die Wartezeiten in der Notaufnahme Stunden dauern können. Aus meiner eigenen Erfahrung kann ich mich nicht über den NHS beschweren. Ich habe festgestellt, dass das System erstaunlich schnell handelt, wenn eine akute Diagnose wie Krebs oder Diabetes gestellt wurde. Die Standards, die ich erlebt habe, waren so ausgerichtet, dass alle Behandlungen schnell durchgeführt wurden, wenn die Krankheit lebensbedrohlich war oder sein könnte, und ja, wenn dies nicht der Fall war, habe ich auch über ein Jahr auf eine Operation gewartet, aber das war für mich akzeptabel, vor allem nach dem Chaos, das durch die „Pandemie" entstanden war.

Beide Male, als ich eine ernsthafte Diagnose erhielt, erst mit Brustkrebs und dann mit Diabetes, trat die „NHS-Maschine" sofort in Aktion, was mir immensen Auftrieb gab. Es zeigt, dass die Schwere des Falls erkannt und sofortige Maßnahmen eingeleitet werden. Es gibt aber auch eine andere, eine emotionale Seite, die ich bei der letzten, meiner zweiten Diabetes-Diagnose stärker empfunden habe.

Ich wurde zu Augenuntersuchungen geschickt, meine Füße wurden untersucht und ich wurde eingeladen, an einer ganztägigen Schulung von der NHS für neu diagnostizierte Diabetiker teilzunehmen, der sogenannten „MyDesmond"-Schulung. Während ich gleichzeitig die Fürsorge schätzte, die mir entgegengebracht wurde, fühlte ich bei diesen Terminen auch ein Unwohlsein. Warum? Ich wollte keine „Diabetikerin" sein.

Während meiner Krebsbehandlung gab ich diese Diagnose nie großartig bekannt, und ich bezeichne mich auch heute nicht als „Krebsüberlebende", weil ich es nicht mag, so betitelt zu werden. Ich hatte mal Krebs und jetzt nicht mehr, fertig. Ich sehe meine Erfahrung mit Krebs gerne so: ich habe die Botschaft erhalten und verstanden, etwas unternommen und gemeinsam sind mein Körper und ich einen Heilungsweg gegangen. Zu sagen: „Ich bin Diabetikerin" oder „Ich bekomme ein Gesundheitscoaching, weil ich jetzt als Diabetikerin diagnostiziert wurde", hat mir nicht nur nicht gefallen, ich habe es gehasst. Es lag wohl daran, was ich unbewusst mit den Worten Diabetes oder Diabetikerin verband. Für mich bedeutete es: „Ich kann nicht essen, was ich will, ich werde immer übergewichtig sein, ich habe nicht gut auf mich, meine Gesundheit und meinen Körper geachtet". Mir ist bewusst, dass das alles nur meine Glaubenssätze sind, die keine wirkliche oder objektive Wahrheit besitzen, aber etwas tief in mir wollte dieses Etikett nicht akzeptieren. In gewisser Weise kam mir die damalige Krebs-Diagnose in den Augen der Öffentlichkeit eher wie ein zufälliges „Pechvogel"-Etikett vor, wohingegen die Diabetes-Diagnose in meinen Augen eher mit mir selbst zu tun hatte, mit meinen eigenen Fehlern und Versäumnissen, mich nicht richtig um meine Gesundheit gekümmert zu haben. Ich hatte das Gefühl, in eine Verantwortung gedrückt zu werden, obwohl ich nicht einmal wusste, was und ob ich etwas falsch gemacht hatte. In gewisser Weise wurde dieses Gefühl durch diesen einen Tag der Ernährungsschulung noch verstärkt, denn ich fühlte mich nach dem Kurs genauso ahnungslos in Bezug auf meine Ernährung wie zuvor.

Wenn du auch mit den emotionalen Auswirkungen der Einstufung als „Diabetiker" zu kämpfen hast, solltest du wissen, dass du nicht allein bist. Scheinbar ist es ganz normal, dass man eine Reihe von Gefühlen empfindet, darunter Schuldgefühle, Scham und Frustration, so wie ich. Ein praktischer Tipp, den ich dir geben kann, ist, deine Einstellung zur Diagnose zu ändern - statt sie als persönliches Versagen zu sehen, kannst du versuchen, sie als Chance zu begreifen, deine Gesundheit in die Hand zu nehmen und positive Veränderungen vorzunehmen. Umgib dich mit einem unterstützenden Netzwerk aus Freunden, Familie und medizinischen Fachkräften, die dich auf deinem Weg ermutigen und begleiten können. Scheue dich nicht, emotionale Unterstützung zu suchen, sei es durch eine Therapie, eine Selbsthilfegruppe oder einfach durch ein Gespräch mit einem vertrauten Freund. Denk daran, dass dein Wert als Mensch nicht durch deine Diagnose bestimmt wird - du bist so viel mehr als ein Etikett. Konzentriere dich darauf, Selbstmitgefühl zu entwickeln und deine Fortschritte zu feiern, auch wenn sie noch so klein sind. Und das Wichtigste: hab Geduld mit dir selbst - die Änderungen deines Lebensstils und deiner Einstellung brauchen Zeit, aber mit Ausdauer und einer positiven Einstellung kannst du die emotionalen Hürden überwinden und trotz deiner Diagnose aufblühen.

Im Nachhinein ist es offensichtlich, dass es kein Etikett oder Stigma gibt, wenn man Diabetiker ist; es war meine Wahrnehmung, die es für mich real machte. Alle NHS-Mitarbeiter haben mich nur unterstützt und ihr Bestes getan, um mir zu helfen.

Innere Stärke durch Wissen und Verständnis

Mit „Der Glukose-Trick" änderte sich diese Wahrnehmung. Als ich Jessie zuhörte, wie sie erklärte, was Glukose ist, wie die Natur Kohlenhydrate für verschiedene Zwecke herstellt und wie unsere Lebensmittelindustrie unser Essen zu ihrem Vorteil und unserem Nachteil manipuliert, begann ich zu verstehen, was falsch lief. Es liegt an der mangelnden Aufklärung und dem daraus resultierenden fehlenden Verständnis dafür, was Lebensmittel sind und wie wir sie essen sollten, anstatt sie zum Nutzen anderer zu konsumieren. Denn nicht nur die Lebensmittelindustrie profitiert von unserem Konsumverhalten, sondern auch die Pharmaindustrie, die sich mit Krankheiten befasst, die oft durch den Mangel an Nährstoffen oder Ballaststoffen und durch den Zusatz von Glukose verursacht werden. Sie alle profitieren von unserer Unwissenheit und unserem blinden Konsum. Beide Industrien würden viel weniger Gewinn machen, wenn wir alle unsere Lebensmittel in unseren Hinterhöfen selbst anbauen würden, wohlwissend, dass das nicht möglich ist. Nach der Lektüre von Jessies Buch weiß ich jedoch, warum ich in die Falle der Lebensmittelindustrie getappt bin, und bin jetzt entschlossen, dieses Spiel, soweit es mir möglich ist, nicht mehr mitzuspielen. Lies z.B., was „Der Glukose-Trick" über Tiefkühlkost enthüllt, und ziehe daraus deine eigenen Schlussfolgerungen.

Die wichtigste Erkenntnis für mich war, dass ich mich darüber informieren muss, was ich esse, klug auswählen und natürliche Zutaten bevorzugen muss, wann immer ich kann, und das Essen selbst zubereiten muss. Ist das nicht eigentlich logisch? Das sollte es sein, aber für mich war es das nicht, was ich im Nachhinein zugeben muss. Verarbeitete Lebensmittel und Fertiggerichte waren eine Vereinfachung meines Lebens und sind es jetzt nicht mehr, ich vermeide sie, wo immer ich kann.

Während meiner Krebserkrankung hatte ich gelernt, dass Ernährung das Fundament meiner Gesundheit ist. Es geht um die Bausteine, die ich meinem Körper anbiete, ihre Qualität bestimmt die Qualität und Gesundheit des Körpers, den meine Zellen für mich bauen können. „Der Glukose-Trick" hat mich gelehrt, dass ich nicht nur Bausteine von hervorragender Qualität auswählen, sondern sie meinem Körper auch in einer bestimmten Reihenfolge anbieten muss, damit sie von meinen Zellen optimal verarbeitet werden können, um einen gesunden Körper zu schaffen. Schon Hippokrates sagte: „Die Nahrung ist deine Medizin und die Medizin ist deine Nahrung", und die richtigen Lebensmittel in der richtigen Reihenfolge zu essen ist die beste Medizin, die ich meinem Körper geben kann. Als ich das verstanden hatte, fühlte ich mich bestärkt und bereit, nachhaltig meine gesunde Zukunft zu gestalten.

Die Unterstützung durch den NHS-Gesundheitscoach

An dieser Stelle möchte ich noch einmal die Rolle des NHS-Gesundheitscoaches erwähnen und würdigen, der mich auf meinem Weg unterstützt hat. Als mein Hausarzt mir anbot, sechs Sitzungen mit einem Gesundheitscoach zu absolvieren, dachte ich zunächst: „Ich bin selbst Life Coach, was kann mir ein Coach schon sagen, was ich noch nicht weiß?", aber da sprach nur mein Ego. Ich habe oft Sitzungen mit meinem Coach, wenn es um Themen geht, die ich selbst wähle. In dieser Situation wurde es mir vorgeschlagen oder angeboten, und das fühlte sich ungewohnt an und löste diese Reaktion aus. Der NHS-Coach leistete jedoch phänomenale Arbeit, indem sie mich unterstützte, wenn ich mich niedergeschlagen fühlte, Dinge fand, die mich motivierten, und Ziele setzte, die mir einen Weg aus dem Loch boten, in dem ich mich nach der Diagnose befand. Wenn du jemals die Gelegenheit hast, ein kostenloses Coaching in Anspruch zu nehmen, greif zu! Mein Gesundheitscoach hat auch von meiner Erfahrung mit „Der Glukose-Trick" profitiert und fand meinen selbstbestimmten Erfolg bei der Umkehrung des Diabetes sehr inspirierend. Ich besprach mit ihr die Vorteile des Tragens eines CGMs, und sei es nur für eine Woche, um die Auswirkungen von Essen, Bewegung oder Stress auf den Blutzuckerspiegel zu beobachten, und sie stimmte mir zu, dass es großartig wäre, so etwas als Teil eines Programms zu haben, aber leider kann sich der NHS das nicht leisten.

Einen Coach an meiner Seite zu haben, war eine wunderbare Erfahrung, denn sie hat mich professionell unterstützt und motiviert. Vor allem aber war sie für mich ein „Accountability Buddy", eine verlässliche Partnerin, der gegenüber ich mich verpflichtet fühlte und die dafür sorgte, dass ich meine Ziele erreichte, vor allem am Anfang, direkt nach der Diagnose. Darüber hinaus bot sie mir persönliche Ratschläge an und half mir, Bluttestergebnisse abzurufen oder neue zu organisieren. Wenn dein Hausarzt dir also diesen Service anbietet, empfehle ich dir dringend, ihn anzunehmen! Wenn bei dir Typ-2-Diabetes diagnostiziert wurde und du vorhast, Jessies „10 Hacks" umzusetzen, würde ich dir empfehlen, deinen Hausarzt zu fragen, ob du einen Gesundheitscoach an deiner Seite haben kannst, denn das erhöht die Wahrscheinlichkeit, dass du bei der Umsetzung der Veränderungen auf dem richtigen Weg bleibst und deine Gesundheit dadurch deutlich verbessert wird. Ich bin mir nicht sicher, ob das Gesundheitssystem in Deutschland kostenlose Gesundheitscoachings anbietet, aber selbst dann würde ich den Hausarzt immer um diese Unterstützung bitten. Im schlimmsten Fall sagt er „Nein", und dann hast du es zumindest versucht.

Praktische Herausforderungen anders zu essen, wenn du mit Freunden ausgehst oder im Urlaub bist

Ich werde oft vor Herausforderungen bei der Anwendung der Hacks gestellt, wenn ich nicht zu Hause bin, sondern auf Reisen oder tagsüber in der Stadt. Restaurants bieten selten Gerichte an, die meinen Anforderungen entsprechen, also wähle ich oft einfach einen Salat mit Geflügel oder Käse als Hauptgericht. Die meisten Restaurants bieten auch kein Essigwasser als Getränk an. Meine Lösung dafür ist, dass ich meine Flasche mit Essigwasser mitnehme, wohin ich gehe.

Eine weitere Herausforderung stellt eine Urlaubsreise dar. Das Essen im Restaurant passt oft nicht ins Programm, vor allem das Frühstück nicht. In meinem letzten Urlaub sind meine Freundin und ich in einen Supermarkt gegangen und haben den Essig, das Gemüse und den Salat, den wir mögen, gekauft, und alles im Kühlschrank der Minibar gelagert, um unsere erste „grüne Vorspeise" vor dem Frühstück bereit zu haben. Ich hatte auch Flaschen für unser Essigwasser mitgebracht, und es hat Spaß gemacht, sich gegenseitig zu unterstützen. Wir haben uns beide gefreut, dass wir unsere neuen Essgewohnheiten beibehalten und unsere Blutzuckerkurve auch im Urlaub weiter abflachen konnten.

Auch zuhause kann es manchmal schwierig sein, wenn du mit deinem Partner oder deiner Familie zusammenlebst und sie die neuen Essgewohnheiten nicht teilen wollen oder können, weil sie andere Ernährung sbedürfnisse haben. In meinem Fall hatte mein Partner während seiner eigenen Krebserkrankung seinen Magen verloren, deshalb muss er bis heute kleine und häufige Mahlzeiten zu sich nehmen, während ich nur zweimal am Tag esse. Wir haben eine Weile gebraucht, um uns daran zu gewöhnen und zu akzeptieren, dass wir nicht mehr ständig zusammen essen und unterschiedliche Mahlzeiten zu uns nehmen. Nach ein paar Wochen haben wir uns an die neue Routine gewöhnt und unterstützen uns gegenseitig bei unseren unterschiedlichen Ernährungsbedürfnissen. Ernährung ist etwas Individuelles, und es ist wichtig, dieses zu akzeptieren und zu respektieren.

Im Allgemeinen ist es sicherlich eine kluge Idee, im Voraus zu planen. Ich achte darauf, dass das von mir benötigte Gemüse auf der Einkaufsliste steht, und dass wir immer genügend Eiweißquellen im Kühlschrank haben, die ich am Abend naschen kann. Mein Lieblingssnack ist ein Becher griechischer Joghurt, in den ich etwas Protein oder Zucker in Form von Nüssen, Samen, Obst oder Schokolade mische. Solange ich den Joghurt im Kühlschrank finde, bin ich davor geschützt, nur Schokolade zu essen! Letztendlich kommt es darauf an, deine Denkweise zu ändern UND die richtigen Maßnahmen zu ergreifen, um dich für den Erfolg zu rüsten. Ich habe gelernt, dass ich etwas kochen kann, das meinen Bedürfnissen entspricht, aber wenn nichts da ist, hat die Pizza im Gefrierschrank leichtes Spiel. Es geht also darum, die Pizza oder andere verarbeitete Lebensmittel im Gefrierschrank loszuwerden und für einen ständigen Vorrat an frischem Gemüse und Eiweiß zu sorgen. Ja, es ist mehr Arbeit, aber es macht auch mehr Spaß und es ist großartig, die Ergebnisse im Spiegel zu sehen!

Anpassungsfähigkeit ist der Schlüssel, besonders wenn man unterwegs ist. Wie gesagt, Salat ist immer eine Option, und wenn es keinen Salat auf der Speisekarte gibt, versuche ich, ein Gericht zu wählen, bei dem die verschiedenen Nährstoffmoleküle getrennt sind, d.h. ein Stück Fleisch, Geflügel oder Fisch mit Gemüse an der Seite ist für mich leichter zu essen als eine Suppe oder ein gemischtes Reisgericht, bei dem alles zusammen in einer Schüssel landet. Ein letzter Tipp: Ich versuche auch, mich nicht völlig von meinen Lieblingsspeisen fernzuhalten. Ich erlaube mir Pizza und Nudeln, wenn ich unterwegs bin, weil ich sie zu Hause nicht mehr koche. Genauso vermeide ich Reis zu Hause, esse ihn aber in einem Restaurant als Spezialität. Nebenbei bemerkt habe ich beobachtet, dass mein Bauch am nächsten Tag immer noch aufgebläht ist, wenn ich Weizen, Gluten oder Reis esse. Früher, als ich diese Zutaten ständig gegessen habe, hatte mein Bauch keine Chance, jemals nicht aufgebläht zu sein, und jetzt, wo er frei von diesen „ungesunden" Lebensmitteln ist, kann ich sehen und fühlen, wie ich aussehe, wenn ich gesund bin. Dieser Unterschied ist es wert, auf Pizza oder Nudeln zu verzichten!

Kapitel 6: Die Ergebnisse und Vorteile

Mein stetiger Gewichtsverlust ohne Anstrengung

Seit ich Jessies „10 Hacks" umsetze, schlafe ich besser, habe weniger
Hunger, einen niedrigeren Ruhepuls, fühle mich allgemein wohler und
meine Verdauung hat sich verbessert. Außerdem habe ich in etwas mehr
als drei Monaten 6,7 kg abgenommen und wiege jetzt 76,6 kg bei einer
Körpergröße von 1,78 m, ohne dass ich auch nur ein einziges Mal mein
Essen eingeschränkt habe, sondern lediglich indem die Reihenfolge
verändert habe. Diese Gewichtsabnahme war wirklich mühelos und
wurde durch die konsequente Anwendung der „10 Hacks" von „Der
Glukose-Trick" erreicht, ohne dass ich das Gefühl hatte, auf etwas zu
verzichten oder mich einschränken zu müssen.

Seit Januar 2024 zähle ich keine Kalorien mehr und esse sogar mehr als
zuvor, denn zu jeder Mahlzeit gibt es jetzt einen Salat als Vorspeise, und
eine Portion Wasser mit Apfelessig. Auch esse ich jede Mahlzeit in der
von Jessie vorgeschlagenen Reihenfolge: zuerst die Ballaststoffe, dann
die Proteine und Fette und zuletzt die Kohlenhydrate. Jeden zweiten
Abend gibt es nach dem Essen ein Dessert, so dass ich mir die süßen
Leckereien, die ich gerne mag, nicht vorenthalten muss. Und ja, an

jedem Tag, an dem es nicht regnet, gehe ich 30 Minuten spazieren, und wenn es regnet, stehe ich nach dem Abendessen auf und mache 30-50 Kniebeugen und 30-50 Liegestütze gegen die Wand, wobei ich die Übungen nach 10 Wiederholungen immer abwechsle. Und selbst das nicht jeden Tag, sondern vielleicht dreimal die Woche. Es ist also kein „strenges Regiment", sondern etwas, das ich von mir aus tun will, um meinen Körper zu unterstützen, indem ich etwas von der Energie verbrauche, die ich meinem Körper gerade zugeführt habe. Es fühlt sich so an, als ob mein Körper und ich „das zusammen machen".

Mit diesen täglichen Schritten und durch die Neuprogrammierung meiner unterbewussten alten Glaubenssätze habe ich meine Essgewohnheiten von innen heraus verändert. Jetzt verlangt meine innere Stimme Salat als Vorspeise und empfiehlt am Ende den Joghurt.

Ich habe diese Zeit wirklich als einen nachhaltigen Fortschritt erlebt, er war kontinuierlich und fast unbemerkt, bis ich eines Tages bei einem Zoom-Gespräch auf mein Bild schaute und bemerkte, dass mein Gesicht wirklich schmal war und auch meine Schultern schlanker waren. Als ich meine Mutter auf diese Beobachtungen ansprach, bestätigte sie diese und sagte, es sei normal, dass die Körperform irgendwann in ihre innere Kernform zu schmelzen scheint, wenn man abnimmt. Ich war unglaublich glücklich und zufrieden mit dieser Antwort, denn die neue Art zu essen fühlt sich wie eine natürliche Veränderung und Entwicklung an, und es ist, als würde mein Körper diese natürliche Entwicklung widerspiegeln.

Aus medizinischer Sicht kann ich sagen, dass mein letzter HbA1c-Wert, den ich im April 2024 erhalten habe, bei erstaunlichen 39 mmol/mol (5,7 %) liegt, was im gesunden Bereich liegt und eine deutliche Verbesserung gegenüber meinem vorherigen Wert von 48 mmol/mol (6,5 %) im

Januar 2024 ist. Ich befinde mich nicht mehr im diabetischen und auch nicht mehr im prädiabetischen Bereich, sondern eindeutig im „normalen" Bereich (nur zur Erinnerung: Unter 42 mmol/mol (6,0%) ist Diabetes unwahrscheinlich, Werte zwischen 42 und 47 mmol/mol (6,0-6,4%) bedeuten Prädiabetes und ab 48 mmol/mol (6,5%) ist man Diabetiker). Dieser letzte Bluttest ist ein klares Indiz dafür, dass die Kombination aus Lebensstiländerungen, Bewusstseinsveränderung und den unschätzbaren Erkenntnissen aus Jessies Buch mir sehr geholfen hat, meinen Typ-2-Diabetes umzukehren.

Haftungsausschluss

Auch wenn ich bei der Umkehrung meiner Diabetes-Diagnose durch Änderungen des Lebensstils und die Umsetzung der „10 Hacks" aus „Der Glukose-Trick" sehr erfolgreich war, ist es wichtig zu wissen, dass die Ergebnisse individuell variieren können. Der Körper und die gesundheitliche Situation eines jeden Menschen sind einzigartig, und was bei mir funktioniert hat, funktioniert vielleicht nicht bei jedem. Bevor du deine Ernährung oder deinen Lebensstil grundlegend änderst, solltest du unbedingt mit deinem Arzt oder deiner Ärztin sprechen, um sicherzustellen, dass diese Änderungen sicher und für deine speziellen Bedürfnisse geeignet sind. Er kann dich individuell beraten und dir helfen, einen Plan zu erstellen, der deine Krankengeschichte, deinen aktuellen Gesundheitszustand und alle Medikamente, die du einnimmst, berücksichtigt. Denk daran, dass deine Gesundheit ein gemeinsames Projekt von dir und deinem Gesundheitsteam ist und eine offene Kom-munikation der Schlüssel zu optimalen Ergebnissen.

Weitere Ergebnisse und Vorteile

Ich bin sicher, dass ich mich auch aufgrund der reduzierten Entzündungsherde in meinem Körper besser fühle. Da ich diesen neuen Lebensstil seit Januar 2024 konsequent verfolgt habe, habe ich eine kontinuierliche Verbesserung meines allgemeinen Wohlbefindens erlebt, was für mich ein klares Zeichen dafür ist, dass es auch meinem Körper besser geht. Ich glaube, dass meine Zellen jetzt weniger Reparaturarbeit leisten müssen, da weniger Glukose in meinem Blutkreislauf jetzt weniger Schäden am Gewebe von Organen oder Blutgefäßen verursacht. Ich ärgere mich, dass ich keinen Bluttest für die Entzündungsmarker habe machen lassen, bevor ich diese Reise begonnen habe, denn jetzt kann ich die Zahlen nicht überprüfen, um zu sehen, ob sie sich verbessert haben. Aber ich habe meine eigene Wahrnehmung von meinem Wohlbefinden, und ich weiß, dass ich mich in meinem Körper noch nie so wohl gefühlt habe wie jetzt. Ich mag nicht nur seine Form und sein Gewicht, sondern auch, wie es sich anfühlt, sich in ihm zu bewegen und ihn zu bewegen. Es fühlt sich wahrhaftig so an, dass ich eine Menge überschüssiges Gewicht, Giftstoffe und Müll losgeworden bin, die meinen Körper belastet haben, ich lebe jetzt sozusagen in einem frisch renovierten und runderneuerten Körper.

Für mich ist das Ergebnis meiner Erfahrung mit den „10 Hacks" aus „Der Glukose-Trick" eine neue Art zu leben, die dazu führt, mich in jeder Hinsicht besser zu fühlen. Ich bin überzeugt, dass mein Körper jetzt weniger mit Entzündungen zu kämpfen hat, was mir mehr Energie, eine bessere Stimmung und insgesamt ein besseres Wohlbefinden beschert.

Für den Zahlenfanatiker in mir ist vor allem das Tragen eines CGMs sehr aufschlussreich und motivierend gewesen. Zu sehen, welche

Auswirkungen Essen, Sport oder Stress und Stressreduktion auf meine Blutzuckerwerte haben können, hat mich wachgerüttelt und mir gezeigt, warum es absolut sinnvoll ist, darauf zu achten, was ich esse, wann ich Sport treibe und warum ich Stress abbauen muss, wenn er auftritt. Natürlich wusste ich über diese Auswirkungen auch vorher Bescheid, aber zu sehen, wie mein Blutzucker in die Höhe schießt und wie ich den Trend durch Sport oder Entspannung stoppen kann, ist eine erstaunliche Lernerfahrung. Jetzt weiß ich nicht nur dass, sondern auch, warum ich mich um meinen Körper kümmern muss und ihn pflegen will und vor allem, wie ich es auf die einfachste Art und Weise tun kann.

Genau wie bei der Erfahrung, wie mein Körper nach der Mastektomie-Operation heilen wollte, habe ich jetzt gesehen, wieviel Anstrengung es ihn kostet, mit dem Zucker umzugehen, den ich ihm zuführe. Ich habe die Absicht, meinem Körper das Leben leichter zu machen, damit er mir länger dienen und ein gesundes Leben für mich schaffen kann.

Die Anwendung von PSYCH-K® auf meinem Weg zur Umkehrung von Typ-2-Diabetes ist ein Schlüsselelement gewesen um dieses phänomenale Ergebnis zu erzielen. Indem ich meinem Körper nicht nur mitteilte, wie sich meine Bauchspeicheldrüse und alle meine Zellen in Bezug auf Insulin und Zucker verhalten sollten, sondern auch, welchen HbA1c-Wert ich erreichen wollte, konnte ich die Kraft meines Unterbewusstseins nutzen, um meine Ziele zu erreichen. Ich begann damit, zu implementieren, dass ich einen HbA1c-Wert „deutlich unter 48" habe, ging dann zu „um die 40" über und schließlich verankerte ich, dass ich „den HbA1c-Wert eines gesunden Erwachsenen" habe. Ich glaube, dass diese schrittweise Umprogrammierung meiner Glaubenssätze maßgeblich zu diesen bemerkenswerten Ergebnissen beigetragen hat. PSYCH-K® hat auch die Umsetzung des neuen gesunden Lebensstils und der neuen positiven Ernährungsgewohnheiten unterstützt.

Zusammenfassung

Zusammenfassend lässt sich sagen, dass meine Reise zur Umkehrung von Typ-2-Diabetes eine Entdeckungsreise zu tiefgreifendem persönlichem Wachstum und innerer Stärkung gewesen ist. Mit einem weitreichenden Ansatz, der Änderungen im Lebensstil, eine veränderte Denkweise und die unschätzbaren Erkenntnisse aus Jessie Inchauspés Buch „Der Glukose-Trick" umfasst, konnte ich in relativ kurzer Zeit bemerkenswerte Ergebnisse erzielen.

Die Schlüsselstrategien, die zu meinem Erfolg beigetragen haben, waren die konsequente Umsetzung der „10 Hacks" aus Jessies Buch, die sich auf die Reihenfolge konzentrierten, in der ich verschiedene Nahrungsmoleküle gegessen habe, die Einführung einer grünen Vorspeise vor den Mahlzeiten und das Trinken von Essigwasser vor dem Essen. Diese einfachen, aber wirkungsvollen Veränderungen, kombiniert mit regelmäßiger Bewegung und einer positiven Einstellung, haben es mir ermöglicht, mühelos überschüssiges Gewicht abzubauen und mein allgemeines Wohlbefinden zu verbessern.

Genauso wichtig waren die Veränderungen in meiner Denkweise, die ich auf diesem Weg erfahren habe. Indem ich die Kraft meines Unterbewusstseins durch PSYCH-K® genutzt habe, konnte ich einschränkende Glaubenssätze umprogrammieren und meine Gedanken auf meine gewünschten gesundheitlichen Ergebnisse ausrichten. Diese innere Arbeit hat entscheidend dazu beigetragen, dauerhafte Veränderungen herbeizuführen und die natürlichen Heilungsprozesse meines Körpers zu unterstützen.

Diejenigen, die vor ähnlichen Herausforderungen stehen, möchte ich ermutigen, die Kontrolle über ihre Gesundheit zu übernehmen und die in diesem Buch beschriebenen Strategien umzusetzen. Denk daran, dass kleine, konsequente Schritte zu bemerkenswerten Ergebnissen führen können und dass du die Kraft in dir trägst, das Leben und die Gesundheit zu schaffen, die du dir wünschst. Sieh die Reise als eine Chance für persönliches Wachstum und Selbstentdeckung und vertraue auf die angeborene Weisheit und Widerstandsfähigkeit deines Körpers.

Ich bin erfüllt von tiefer Dankbarkeit für das Wissen und die Werkzeuge, die Jessie Inchauspé in ihrem Buch „Der Glukose-Trick" geteilt hat und die mich befähigt und unterstützt haben, die Kontrolle über meine Gesundheit zu übernehmen und Typ-2-Diabetes so unglaublich schnell und erfolgreich umzukehren. Diese Erfahrung hat auch meine Verbindung zu meinem Körper und meinem Selbstgefühl neu vertieft. Es ist eine lebenslange Reise der kontinuierlichen Verbesserung, und ich bin gespannt, wohin sie mich als Nächstes führen wird.

Ich hoffe, dass ich mit meinen Erfahrungen andere, die vor ähnlichen Herausforderungen stehen, dazu inspirieren kann, diese Strategien zu erforschen und sich auf ihre eigene Reise zu mehr Gesundheit und Wohlbefinden zu begeben. Denk daran, du bist nicht allein, und es gibt eine Fülle von Wissen und Unterstützung, die dich auf deinem Weg begleiten. Mach den ersten Schritt, glaube an dich selbst und vertraue auf den Prozess. Gemeinsam können wir eine gesündere und glücklichere Zukunft für uns und die kommenden Generationen schaffen.

Wenn du deine eigene Reise zu einer besseren Gesundheit beginnst, denke daran, dass kleine, konsequente Veränderungen mit der Zeit zu bedeutenden Ergebnissen führen können. Du musst nicht deinen gesamten Lebensstil von heute auf morgen umkrempeln - fang mit einer kleinen Veränderung an, z. B., indem du eine grüne Vorspeise zu deinen Mahlzeiten hinzufügst oder nach dem Essen einen kurzen Spaziergang machst. Wenn diese kleinen Gewohnheiten zu deiner zweiten Natur werden, kannst du sie nach und nach ausbauen. Feiere jeden noch so kleinen Meilenstein auf deinem Weg und sei vor allen Dingen bei kleinen Rückschlägen nicht zu hart zu dir selbst. Dieser Prozess ist eine Reise, kein Wettlauf, und jeder Schritt zu einer besseren Gesundheit, ist ein Schritt in die richtige Richtung. Vertraue auf die Kraft der Beständigkeit und Ausdauer und mache dir bewusst, dass du die Stärke und Widerstandsfähigkeit in dir trägst, um deine Gesundheit und dein Leben zu verändern - Tag für Tag.

Wahr ist auch, dass bedeutende Ergebnisse oft mit nur kleinen Veränderungen beginnen, und mit der richtigen Einstellung und den richtigen Mitteln ist es möglich, die gewünschten gesundheitlichen Ergebnisse zu erzielen. Wie sagt Laotse? „Eine Reise von tausend Meilen beginnt mit dem ersten Schritt." Lerne weiter, und vor allem glaube weiter an dich und die Kraft deines Körpers zu heilen.

Wenn du mehr über meine Erfahrungen erfahren oder meine Hilfe in Anspruch nehmen möchtest, um dich auf eine ähnliche Reise zu begeben, kannst du mich über meine Website www.tanyasperling.com erreichen und ich werde dich gerne unterstützen. Ich bin in Großbritannien ansässig, arbeite hauptsächlich online mit meinen Klienten und biete Sitzungen auf Englisch und Deutsch an.

Es gibt so viel mehr, was wir alle tun können, anstatt Medikamente einzunehmen, und ich hoffe, dass die Lektüre dieses kurzen Buches dich dazu inspiriert hat, dich auf deine eigene Reise in eine gesunde Zukunft zu begeben.

Selbst wenn es nur dein Interesse geweckt und dich neugierig auf weitere gegebene Möglichkeiten gemacht hat, ist diese Neugier der Schlüssel dazu, die Verantwortung für deine eigene Gesundheit und Lebenserfahrung zu übernehmen. Ich würde gerne von dir hören, eine Gemeinschaft von gleichgesinnten Entdeckern und Pionieren gründen, in der wir anderen den Weg weisen, indem wir mutig und offen genug sind, etwas anderes auszuprobieren und wenn wir neue Antworten finden, unser Licht für andere leuchten lassen, damit auch sie ihren eigenen Weg finden können.

Anhang A: Was sind Kohlenhydrate, Proteine und Fette?

Unsere Nahrung besteht hauptsächlich aus drei Grundbausteinen: **Kohlenhydraten**, **Proteinen (=Eiweisse)** und **Fetten**. Diese Nährstoffe liefern uns Energie und sind entscheidend für viele Funktionen in unserem Körper. Sie entstehen in der Natur auf unterschiedliche Weise.

Kohlenhydrate sind die Hauptenergiequelle des Körpers und entstehen vor allem in Pflanzen durch den Prozess der Photosynthese. Pflanzen nehmen Kohlendioxid aus der Luft und Wasser aus dem Boden auf und nutzen die Energie des Sonnenlichts, um diese Stoffe in Glukose umzuwandeln. Glukose kann dann zu komplexeren Kohlenhydraten wie Stärke oder Ballaststoffen weiterverarbeitet werden.

- **Ballaststoffe** sind die "Gerüste" der Pflanzen. Sie geben Stängeln und Blättern ihre Form und helfen uns bei der Verdauung. Ballaststoffe an sich sind unverdauliche Kohlenhydrate, und unsere Darmbakterien lieben sie! Sie kommen hauptsächlich in pflanzlichen Lebensmitteln wie Gemüse, Obst, Vollkornprodukten und Hülsenfrüchten vor. Sie unterstützen die Verdauung und helfen, den Blutzuckerspiegel stabil zu halten.
- **Stärke** ist der Energiespeicher der Pflanzen und eine Form von

Kohlenhydraten, die in Lebensmitteln wie Kartoffeln, Reis, Brot und Nudeln vorkommt. Unser Körper baut Stärke in Glukose (Zucker) um, die als Energiequelle genutzt wird.

- **Zucker** ist die einfachste Form von Kohlenhydraten und Pflanzen nutzen ihn als schnelle Energiequelle, genau wie wir Menschen. Man findet ihn in Obst (Fruktose), Milch (Laktose) und in verarbeiteten Lebensmitteln (Haushaltszucker oder Saccharose). Obwohl Zucker oft einen schlechten Ruf hat, ist er wichtig, da er dem Körper schnell verfügbare Energie liefert, besonders in Situationen, in denen schnelle Energie benötigt wird.

Proteine (=Eiweisse) sind die Bausteine des Lebens und kommen in allen pflanzlichen und tierischen Zellen vor. Sie bestehen aus Aminosäuren, die Pflanzen aus Stickstoff und anderen Nährstoffen im Boden herstellen. Pflanzen nutzen sie, um zu wachsen und sich gegen Schädlinge zu wehren. Tiere nehmen diese Proteine dann auf, indem sie Pflanzen oder andere Tiere fressen. Proteine sind für Tiere und Menschen notwendig, um zu wachsen, Muskeln aufzubauen, Gewebe zu reparieren, Enzyme sowie Hormone zu produzieren und für viele weitere Körperfunktionen. Gute Proteinquellen sind Fleisch, Fisch, Eier, Milchprodukte, Hülsenfrüchte und Nüsse. In der Natur finden sich Proteine hauptsächlich in tierischen Produkten und bestimmten pflanzlichen Quellen wie Bohnen und Quinoa.

Fette werden von Pflanzen und Tieren produziert und dienen als Energiequelle, Schutzschilde und zur Speicherung von Energie. Pflanzen synthetisieren Fette vor allem in Form von ungesättigten Fettsäuren in Samen und Nüssen, um Energie für das Keimen bereitzustellen und sie vor Kälte zu schützen. Tiere speichern gesättigte Fette in Fettzellen als Energiereserve. In unserem Körper speichern sie Energie, polstern

Organe und helfen bei der Aufnahme bestimmter Vitamine. Es gibt verschiedene Arten von Fetten: gesättigte, ungesättigte und Transfette.

- **Gesättigte Fette** findet man in tierischen Produkten wie Butter, Käse und Fleisch.
- **Ungesättigte Fette** kommen vor allem in pflanzlichen Ölen (wie Olivenöl), Avocados, Nüssen und fettem Fisch vor.
- **Transfette** entstehen oft durch industrielle Verarbeitung und kommen häufig in verarbeiteten Lebensmitteln und Fast Food vor.

Jeder dieser Nährstoffe spielt eine wichtige Rolle in unserem Körper. Ballaststoffe unterstützen unsere Verdauung und füttern unsere Darmbakterien. Stärke und Zucker liefern schnelle Energie. Proteine bauen und reparieren unseren Körper. Fette speichern Energie und schützen unsere Organe. Eine ausgewogene Ernährung mit allen drei Nährstoffen ist der Schlüssel zu einem gesunden Körper.

Nachfolgend findest du eine Liste mit Beispielen für Lebensmittel, die besonders reich an diesen Nährstoffen sind. Die meisten natürlichen Lebensmittel enthalten eine Mischung aus allen dreien, aber in unterschiedlichen Mengen.

Beispiele für Nahrungsmittel nach Nährstoffgruppen

Kohlenhydrate:

- **Ballaststoffe**: Gemüse (z. B. Brokkoli, Karotten, Spargel, Artischocken, alle Kohlsorten, Pilze, Oliven, Zwiebeln, Paprika, Radieschen, Spinat, Tomaten), alle Salatarten, Hülsenfrüchte (z. B.

Linsen, Bohnen), Nüsse, Samen, Obst- und Gemüseschalen (z. B. Äpfel, Beeren).

- **Stärke**: Vollkorngetreide (z. B. Haferflocken, Vollkornbrot), Kartoffeln, Reis, Nudeln, Mais, Brot, alle Formen von Getreide, Müsli, Mehl und Mehlprodukte, Hafermilch, Popcorn, Kürbis, Steckrüben, Weizenprodukte, Süßkartoffeln.
- **Zucker**: Obst (z. B. Bananen, Orangen), Milchprodukte (z. B. Milch, Joghurt), Honig, alle Formen von Sirup, Haushaltszucker, Frühstückscerealien, Kuchen und Gebäck, Süßigkeiten, Obstkonserven, Müsliriegel, Kekse, Datteln, Trockenfrüchte, zuckerhaltige Erfrischungsgetränke, Fruchtsäfte und ganze Früchte, Rosinen, Speiseeis.

Proteine/Eiweiß:

- **Tierisch**: Fleisch (z. B. Huhn, Rind, Schwein), Fisch (z. B. Lachs, Thunfisch), Meeresfrüchte, Eier, Milchprodukte (z. B. Käse, Joghurt).
- **Pflanzlich**: Hülsenfrüchte (z. B. Kichererbsen, Bohnen, Linsen, Erbsen), Nüsse, Samen (z. B. Mandeln, Cashewnüsse, Chia-Samen), Nussbutter, Tofu.

Fette:

- **Gesättigte Fette**: Butter, Sahne, rotes Fleisch, Käse, Kokosnussmilch.
- **Ungesättigte Fette**: Oliven und deren Öle, Avocados, Samen, Nüsse (z. B. Walnüsse, Mandeln), fetter Fisch (z. B. Lachs, Makrele).
- **Transfette**: Verarbeitete Snacks (z. B. Kekse, Chips), Fast Food.

Anhang B: Praktische Tipps zur Umsetzung der „10 Hacks" von Jessie Inchauspé im täglichen Leben

In diesem Anhang findest du praktische Tipps und Strategien, die dir helfen, die „10 Hacks" aus Jessie Inchauspés „Der Glukose-Trick" mühelos in deinen Alltag zu integrieren. Von der Essensplanung und dem Lebensmitteleinkauf bis hin zu achtsamem Essen, dem Aufbau von neuen Gewohnheiten, der Veränderung von Denkweisen und der Neuprogrammierung deines Unterbewusstseins - mit diesen Tipps kannst du deine Gesundheit selbst in die Hand nehmen und nachhaltige und dauerhafte Veränderungen vornehmen. Nutze diesen Anhang als Nachschlagewerk auf deinem Weg zu einer besseren Gesundheit und zögere nicht, die Strategien an deinen individuellen Lebensstil und deine Vorlieben anzupassen.

Mahlzeitenplanung und Lebensmitteleinkauf:

- Erstelle einen wöchentlichen Essensplan, der den „10 Hacks" folgt
- Erstelle eine Einkaufsliste auf der Grundlage deines Essensplans und konzentriere dich dabei auf Vollwertkost, ballaststoffreiches Gemüse, mageres Eiweiß und gesunde Fette
- Kaufe dort im Supermarkt ein, wo sich die meisten Vollwertprodukte

befinden

- Lies die Lebensmitteletiketten sorgfältig und achte auf den Gehalt an Ballaststoffen und Zuckerzusätzen.

Vorbereitung von Mahlzeiten:

- Nimm dir jede Woche Zeit für das Waschen, Schneiden und Aufbewahren von Gemüse, damit es schnell griffbereit ist
- Bereite Proteinquellen wie hart gekochte Eier, gegrilltes Hähnchen oder Tofu im Voraus vor
- Halte eine Vielzahl von Nüssen, Samen und gesunden Dips für Snacks bereit
- Investiere in hochwertige Vorratsbehälter, damit die vorbereiteten Zutaten frisch bleiben
- Wenn du Kartoffeln oder Nudeln essen möchtest, koche sie vor, lass sie abkühlen und bewahre sie im Kühlschrank auf, um sie bei Bedarf wieder zu erwärmen.

Bewusstes Essen:

- Praktiziere die „10 Hacks" bei jeder Mahlzeit, beginnend mit Essigwasser und dann einer grünen Vorspeise oder ballaststoffreichem Gemüse, gefolgt von Eiweiß und Fett und endend mit Kohlenhydraten
- Iss langsam und ohne Ablenkung und genieße jeden Bissen
- Achte auf die Hunger- und Sättigungssignale deines Körpers
- Optional: Nimm dir vor jeder Mahlzeit einen Moment Zeit, um Dankbarkeit für dein Essen auszudrücken und dich mit der Erde, der Sonne und dem Wasser zu verbinden, die es produziert haben.

Gewohnheiten verankern:

- Verbinde die „10 Hacks" mit bestehenden Gewohnheiten, wie z.B. das Essen von etwas rohem Gemüse während der Zubereitung des Abendessens
- Wenn du einen Hund hast, geh mit ihm nach dem Essen spazieren
- Bewahre eine Flasche mit Apfelessigwasser an deinem Schreibtisch oder in deiner Tasche auf, damit du den ganzen Tag über leichten Zugang hast
- Stelle Erinnerungen auf deinem Handy ein oder verwende eine Habit-Tracking-App, um dich verantwortlich und motiviert zu halten, während du daran arbeitest, diese Hacks zu einem dauerhaften Teil deines Lebensstils zu machen
- Feiere deine Erfolge und Fortschritte, egal wie klein sie sind.

Auswärts essen und soziale Anlässe:

- Recherchiere die Speisekarten der Restaurants im Voraus und plane deine Mahlzeiten
- Scheue dich nicht, um Änderungen zu bitten, wie z.B. den Austausch von stärkehaltigen Beilagen durch zusätzliches Gemüse
- Biete an, bei geselligen Zusammenkünften ein gesundes Gericht zum Teilen mitzubringen
- Konzentriere dich darauf, die Gesellschaft und das Gespräch zu genießen, anstatt nur das Essen.

Veränderungen in der Denkweise und Neuprogrammierung des Unterbewusstseins:

- Verwende positive Affirmationen, um deine innere Verbundenheit mit den „10 Hacks" zu verstärken, z. B. „Ich liebe es, meinen Körper mit ballaststoffreichem Gemüse zu ernähren" oder „Ich genieße den Geschmack und die Beschaffenheit von frischen, natürlichen Lebensmitteln"

- Visualisiere, wie du die „10 Hacks" mühelos umsetzt und die Vorteile einer verbesserten Gesundheit und eines besseren Wohlbefindens erlebst
- Übe dich in Selbstmitgefühl und vermeide negative Selbstgespräche, wenn du mit Herausforderungen oder Rückschlägen konfrontiert wirst
- Nimm an stressreduzierenden Aktivitäten wie Meditation, tiefem Atmen oder Yoga teil, um deine allgemeine Denkweise und dein Wohlbefinden zu fördern
- Überlege dir mit einem Hypnotherapeuten zu arbeiten oder Methoden wie PSYCH-K® zu erforschen, um veraltete unterbewusste Glaubenssätze anzusprechen, die deinen Fortschritt behindern könnten
- Schaffe dir ein unterstützendes Umfeld, indem du dich mit Gleichgesinnten umgibst oder dich einer Gemeinschaft von Menschen anschließt, die sich ebenfalls für ihre Gesundheit einsetzen.

Denk daran, dass die Umsetzung der „10 Hacks" eine Reise und kein Ziel ist. Sei geduldig mit dir selbst, feiere deine Fortschritte und genieße den Prozess, deinen Körper sinnvoll und optimal zum Besten deiner Gesundheit zu ernähren. Jedes Mal, wenn du dich gesund ernährst, hilfst du deinem Körper dabei, eine gesunde Zukunft für dich zu schaffen.

Anhang C: Ideen für Mahlzeiten, die der empfohlenen Essensreihenfolge entsprechen

Einer der wichtigsten Grundsätze der „10 Hacks" ist die Einhaltung der empfohlenen Ernährungsreihenfolge von Ballaststoffen, Eiweiß und Fetten, gefolgt von Kohlenhydraten. Um dir zu helfen, dieses Prinzip in die Praxis umzusetzen, findest du in diesem Anhang eine Reihe von Ideen für Frühstück, Mittagessen, Abendessen und Snacks, die diese Reihenfolge beinhalten. Nutze diese Ideen als Ausgangspunkt, um deine eigenen leckeren und nahrhaften Mahlzeiten zu kreieren, die einen stabilen Blutzuckerspiegel und deine allgemeine Gesundheit fördern. Sei kreativ und experimentiere mit verschiedenen Geschmackskombinationen und Zutaten, die deine Geschmacksnerven ansprechen, ohne die empfohlene Essensordnung zu vernachlässigen.

Frühstücksideen:

- Grüner Smoothie (Spinat, Avocado, Proteinpulver, Chiasamen), gefolgt von Rührei mit gebratenem Gemüse und einer kleinen Portion Quinoa
- Chiasamen Pudding (mit ungesüßter Mandelmilch zubereitet und mit ein paar Beeren und Nüssen garniert), gefolgt von einer Gemüse-Frittata und einer Scheibe Vollkorntoast oder dem bereits erwähnten „Pure Kornkraft"-Brot

- Spinat-Feta-Omelette mit Tomaten- und Gurkenscheiben und einer Scheibe ballaststoffreichem Brot mit Nussbutter
- Avocado-Toast mit Vollkornbrot und Rührei
- Griechischer Joghurt mit Leinsamen, Walnüssen und geschnittenen Erdbeeren.

Ideen für das Mittagessen:

- Gemischter Blattsalat mit gegrilltem Hähnchen, Avocado und einem Vinaigrette-Dressing, gefolgt von einer kleinen Portion braunem Reis oder Quinoa und gebratenem Gemüse
- Gemüsesuppe (mit ballaststoffreichem Gemüse), serviert mit Hummus und Karottenstiften, gefolgt von einer kleinen Vollkorn Pita mit Thunfischsalat (oder nur dem Thunfischsalat, wenn du die Pita weglassen kannst)
- Grünkohl-Quinoa-Salat mit gerösteten Süßkartoffeln, Kichererbsen und einem Tahini-Dressing, gefolgt von einer kleinen Portion Obst
- Gemischter Gemüsesalat mit gerösteten Kichererbsen, Putenbrustscheiben und Apfelessig-Dressing.

Ideen fürs Abendessen:

- Gedünsteter Brokkoli und Blumenkohl mit einer Beilage aus gegrilltem Lachs und einer kleinen Portion Wildreis
- Gebratener Rosenkohl und Spargel mit zerbröseltem Feta-Käse, gefolgt von einem Burger aus Weiderindfleisch (ohne Brötchen) und einer kleinen Süßkartoffel
- Zucchini-Nudeln mit hausgemachtem Pesto und gegrillten Garnelen, oder eine Portion Linsen-Nudeln mit Tomatensauce und ein

Beilagen Salat

- Sautierter Spinat und Pilze mit gegrilltem Tofu oder magerem Rindfleisch und braunem Reis
- Gebratenes Gemüse (Paprika, Zucchini, Zuckerschoten) mit Tofu und Vollkornnudeln.

Herzhafte Snack-Ideen:

- Karotten- und Selleriesticks mit Guacamole oder Hummus
- Hart gekochte Eier mit einer Prise Salz und Pfeffer
- Gurkenscheiben mit Räucherlachs und einem Klecks griechischem Joghurt belegt
- Grünkohlchips (selbstgemacht oder im Laden gekauft) mit einer Handvoll roher Nüsse
- Geschnittene Paprikaschoten mit Hüttenkäse oder Zaziki-Dip
- Griechischer Joghurt mit Chiasamen und einer Handvoll Beeren
- Eine Handvoll Mandeln.

Denk daran, dies sind lediglich Beispiele und du kannst deine Mahlzeiten natürlich an deine persönlichen Vorlieben, Ernährungseinschränkungen und verfügbaren Zutaten anpassen. Wichtig ist, dass du dich auf ballaststoffreiches Gemüse, mageres Eiweiß und gesunde Fette konzentrierst und verarbeitete Kohlenhydrate und Zuckerzusätze auf ein Minimum reduzierst. Wenn du noch mehr Ideen suchst, hat Jessie Inchauspé auch ein Rezeptbuch veröffentlicht und bietet eine monatliche Mitgliedschaft in ihrem Rezeptclub an, in dem sie regelmäßig neue köstliche Mahlzeiten kreiert. Schau dir die Links im Ressourcenteil für weitere Informationen an.

Hier ist eine Muster-Einkaufsliste für häufig verwendetes Gemüse, Eiweiß und gesunde Fette sowie Kohlenhydrate:

Gemüse (ballaststoffreich)

- Spinat
- Grünkohl
- Brokkoli
- Mohrrüben
- Paprikaschoten
- Zucchini
- Tomaten
- Salatgurken
- Grüne Bohnen
- Gemischter Blattsalat.

Proteine

- Hühnerbrust
- Putenbrust
- Lachs
- Mageres Rindfleisch
- Tofu
- Griechischer Joghurt
- Eier
- Feta-Käse
- Parmesankäse.

Gesunde Fette

- Avocado
- Olivenöl
- Leinsamen
- Chia-Samen
- Walnüsse
- Mandeln.

Kohlenhydrate (Vollkorn und in kleinen Portionen)

- Vollkornbrot
- Quinoa
- Brauner Reis
- Vollkornnudeln
- Süßkartoffeln.

Grundnahrungsmittel, die man immer vorrätig haben sollte

- Apfelessig
- Olivenöl
- Kräuter und Gewürze (Basilikum, Dill, Petersilie, Rosmarin, etc.)
- Vollkornbrot
- Griechischer Joghurt
- Gemischte Nüsse und Samen (Mandeln, Walnüsse, Chiasamen, Leinsamen)
- Kräutertees
- Eier
- Avocado
- Hühnerbrust (oder andere magere Proteine).

Wenn du diese Grundnahrungsmittel vorrätig hast und dich an diese Mahlzeiten hältst, kannst du die „10 Hacks" leicht umsetzen und dich gesünder ernähren. Mit diesen Tipps wird die Umstellung auf einen gesünderen Lebensstil einfacher und leichter zu bewerkstelligen sein. Die Beispiele hier sind nur ein Anfang. Weitere Ideen und einen vollständigen Plan findest du in Jessies Buch „Der Glukose-Trick – Das Praxisbuch" sowie in den kostenlosen Downloads auf ihrer Website, die du in den Ressourcen findest.

Anhang D: Einfache Übungen, die du zu Hause oder nach den Mahlzeiten machen kannst

Regelmäßige körperliche Aktivität ist ein entscheidender Faktor für die Aufrechterhaltung eines stabilen Blutzuckerspiegels und der allgemeinen Gesundheit. Du musst aber nicht stundenlang ins Fitnessstudio gehen oder in teure Geräte investieren, um die Vorteile der Bewegung zu nutzen. In diesem Anhang findest du einfache, leicht zu befolgende Übungen, die du zu Hause oder nach den Mahlzeiten durchführen kannst, um deine Gesundheitsziele zu erreichen. Diese Übungen sind für alle Fitnessniveaus geeignet und lassen sich auch in den vollsten Terminkalender integrieren. Nutze diese Übungen als Grundlage für den Aufbau einer dauerhaften Trainingsgewohnheit und denk daran, auf deinen Körper zu hören und die Bewegungen nach Bedarf an deine individuellen Bedürfnisse und Fähigkeiten anzupassen.

Spaziergang (20-30 Minuten):

- Beginne mit einem 5-minütigen Aufwärmspaziergang in einem langsameren Tempo
- Steigere dein Tempo auf einen flotten Spaziergang für 10-20 Minuten, wobei du ein Tempo beibehalten solltest, das es dir erlaubt

zu sprechen, aber nicht zu singen

- Kühle dich mit einem 5-minütigen Spaziergang in einem langsameren Tempo ab
- Beende die Übung mit sanften Dehnungen für Beine und Rücken.

Das ist meine bevorzugte Übung, denn dabei kann man die Landschaft genießen, die Blumen riechen und dem Gesang der Vögel lauschen. Wenn du den Spaziergang auch als Achtsamkeitsübung nutzt, wirst du nicht nur körperlich, sondern auch geistig profitieren und gleichzeitig Stress abbauen.

Körpergewichtsübungen:

- Aufwärmen: Marschieren auf der Stelle, Armkreisen und leichte Drehungen (2-3 Minuten)
- Kniebeugen: 3 Sätze mit 10-15 Wiederholungen
- Liegestütze (ggf. modifiziert auf den Knien oder gegen die Wand): 3 Sätze mit 5-10 Wiederholungen
- Ausfallschritte: 3 Sätze mit 10-15 Wiederholungen (abwechselnd mit den Beinen)
- Planks (Unterarmstützen) halten: 3 Sätze von 20-30 Sekunden
- Abkühlung: Sanfte Dehnübungen für Beine, Arme und Rücken (2-3 Minuten).

Normalerweise mache ich ein kurzes Aufwärmen und dann eine, maximal zwei der vorgeschlagenen Übungen. Es geht nicht darum, den ganzen Körper zu trainieren, sondern nur darum, die Muskeln zu aktivieren, damit sie die Energie nutzen, die dein Körper gerade erhalten hat. Außerdem geschieht dies, nachdem du gerade eine Mahlzeit gegessen hast, also wähle aus, was du bequem tun kannst. Das Ziel ist es, sich nach dem Essen zu bewegen, also übertreib es nicht. Manchmal reichen schon ein paar Wadenheber aus (sich auf die Zehenspitzen heben).

Denke daran, dass Beständigkeit der Schlüssel zu all diesen Hacks ist. Beginne mit einer kürzeren Dauer und steigere nach und nach die Länge und Intensität deines Trainings, wenn du willst. Du weißt bereits, dass diese Übungen nicht dazu gedacht sind, deine Fitness zu steigern, sondern deine Muskeln zu beanspruchen, damit sie Glukose verbrauchen. Hör immer auf deinen Körper und hör auf, wenn du Schmerzen oder Unwohlsein verspürst. Außerdem solltest du deinen Arzt konsultieren, bevor du mit einem neuen Trainingsprogramm beginnst, vor allem, wenn du gesundheitliche Probleme oder Bedenken hast.

Anhang E: Die Vorteile von resistenter Stärke, um deine Blutzuckerkurve abzuflachen: Wie gekochte und gekühlte Stärke helfen kann

Dies ist eine vereinfachte Erklärung dafür, wie bestimmte Kohlenhydrate wie Kartoffeln und Nudeln diabetikerfreundlicher werden und weniger Glukosespitzen erzeugen, wenn sie gekocht und abgekühlt werden:

Wenn Kartoffeln und Nudeln gekocht und dann abgekühlt werden, verwandelt sich ein Teil der verdaulichen Stärke durch einen Prozess namens Retrogradation in resistente Stärke. Resistente Stärke ist eine Art von Stärke, die der Verdauung im Dünndarm widersteht und ähnlich wie lösliche Ballaststoffe funktioniert.

Dieser Prozess findet statt, weil sich die Stärke in diesen Lebensmitteln beim Abkühlen in eine kristallenere Struktur umwandelt, die von den Verdauungsenzymen schwerer aufgespalten werden kann. Dadurch wird die resistente Stärke nicht so schnell in Glukose umgewandelt, was zu einer niedrigeren glykämischen Reaktion und einer langsameren, allmählichen Freisetzung von Glukose in den Blutkreislauf führt.

Das Vorhandensein von resistenter Stärke bietet mehrere Vorteile für Menschen, die ihre Blutzuckerkurve abflachen wollen:

1. Es hilft, den Blutzuckerspiegel zu regulieren, indem es die plötzlichen Blutzuckerspitzen reduziert, die typischerweise auf Mahlzeiten mit schnell verdaulichen Kohlenhydraten folgen.
2. Es fördert Gefühle von Fülle und Sättigung, was bei der Gewichtskontrolle helfen kann.
3. Resistente Stärke ernährt auch die nützlichen Bakterien im Darm und trägt so zu einem gesünderen Darmmikrobiom bei, das mit einer verbesserten Insulinempfindlichkeit und einer besseren allgemeinen Gesundheit in Verbindung gebracht wird.

Um diese Vorteile zu nutzen, kannst du Kartoffeln, Nudeln und andere stärkehaltige Lebensmittel im Voraus kochen, sie abkühlen lassen und dann vor dem Verzehr wieder aufwärmen. Diese einfache Strategie kann ein effektiver Weg sein, um den Blutzuckerspiegel zu kontrollieren und trotzdem eine Vielzahl von leckeren und sättigenden Mahlzeiten zu genießen.

Neben Kartoffeln und Nudeln können auch andere stärkehaltige Gemüse und Lebensmittel resistente Stärke bilden, wenn sie gekocht und abgekühlt werden. Hier sind ein paar Beispiele:

- **Reis**: Wie Nudeln entwickelt auch gekochter und abgekühlter Reis resistente Stärke, vor allem langkörnige Sorten wie Basmati und brauner Reis
- **Hülsenfrüchte**: Bohnen, Linsen und Erbsen enthalten viel langsam verdauliche Stärke, und wenn du sie nach dem Kochen kühlst, kann sich ihr Gehalt an resistenter Stärke weiter erhöhen
- **Mais**: Gekochter und gekühlter Mais, z. B. in Salaten oder Beilagen, enthält resistente Stärke.

Quellen:

Birt, D. F., Boylston, T., Hendrich, S., Jane, J. L., Hollis, J., Li, L., McClelland, J., Moore, S., Phillips, G. J., Rowling, M., Schalinske, K., Scott, M. P., & Whitley, E. M. (2013). Resistant Starch: Promise for Improving Human Health. Advances in Nutrition (Bethesda, Md.), 4(6), 587–601.
Link: https://doi.org/10.3945/an.113.004325

Higgins J. A. (2014). Resistant Starch and Energy Balance: Impact on Weight Loss and Maintenance. Critical reviews in food science and nutrition, 54(9), 1158–1166.
Link: https://doi.org/10.1080/10408398.2011.629352

Bodinham, C. L., Smith, L., Thomas, E. L., Bell, J. D., Swann, J. R., Costabile, A., Russell-Jones, D., Umpleby, A. M., & Robertson, M. D. (2014). Efficacy of increased resistant starch consumption in human type 2 diabetes. Endocrine connections, 3(2), 75–84.
Link: https://doi.org/10.1530/EC-14-0036

Ressourcen

Im Folgenden findest du Bücher und Links, auf die ich in diesem Buch Bezug genommen habe und die dir weiterhelfen oder zusätzliche Informationen bieten können. Ich empfehle dir, für weitere Informationen, die Websites direkt zu besuchen. Die Videos sowie die hier genannten Websites sind alle in englisch, zumindest die Websites und herunterladbare pdf Dateien können mit modernen KI Plug-Ins oder Programmen ins Deutsche übersetzt werden.

Haftungsausschluss: Die Autorin ist nicht verantwortlich für den Inhalt externer Websites. Alle in diesem Buch genannten URLs waren im Juli 2024 zugänglich und korrekt. Bitte beachte, dass diese Links nur zu Informationszwecken bereitgestellt werden und keine Partner-Links sind. Die Autorin erhält keine Entschädigung oder Vorteile, wenn Leser auf diese Links klicken.

Hinweis: Sollte einer der Links zu den YouTube-Videos oder zu Jessies kostenlosen Downloads nicht funktionieren, suche bitte auf YouTube nach „Jessie Inchauspé Science Show". Die Links findest du in den Beschreibungen unter den Videos.

Alles über die Arbeit von Jessie Inchauspé:
Jessie Inchauspés Buch „Der Glukose-Trick", das alle „10 Hacks" enthält

und die Wissenschaft in einer leicht verständlichen Sprache erklärt:

Inchauspé, J. (2022). Der Glukose-Trick: Schluss mit Heißhunger, schlechter Haut und Stimmungstiefs – Wie man der Achterbahn des Blutzuckerspiegels entkommt - Mit Selbsttest und 10 überraschenden Ernährungs-Hacks. Heyne Verlag.

Jessie Inchauspés zweites Buch, „Der Glukose-Trick – Das Praxisbuch", bietet einen 4-Wochen-Essensplan und jede Menge Rezepte:

Inchauspé, J. (2023). Der Glukose-Trick – Das Praxisbuch: Mit dem Vier-Wochen-Programm gegen Heißhunger und Stimmungstiefs für ein Leben voller Energie - Mit 100 super einfachen Rezepten - The Glucose Goddess® Method. Heyne Verlag.

Auf der Website von Jessie Inchauspé kannst du dir eine Liste mit ihren „10 Hacks" kostenlos herunterladen: www.glucosegoddess.com

Jessie Inchauspés höchst informative und interessante „Science Show"-Videos findest du hier: www.youtube.com/@GlucoseRevolution

Dies sind die wichtigsten Videos (ich habe die Titel ins Deutsche über-setzt, aber die Videos sind in englisch):

- „Sugar CRAVINGS: 3 Gründe, warum du sie hast und die bewährte Wissenschaft, um sie zu zerstören | Episode 1 von 18": https://youtu.be/J6KHmymKE9M?si=iLNBnYmn5RQcaeJB
- Wenn du nur hören willst, wie Jessie die Protein-Leverage-Hypothese erklärt, benutze diesen Link: https://youtu.be/J6KHmymKE9M?t=750&si=BQkv6xnc1d5zjQWr
- „10 lebensverändernde Glukose-Hacks: einfache Tricks, die dein

Gefühl für immer verändern werden | Episode 3 von 18":
https://youtu.be/1PkshTBkWZ8?si=n__2pyoXVrjOSPGGa

- „Die unerwartete Wissenschaft des VINEGAR: Du wirst es nicht glauben! | Folge 5 von 18":
https://youtu.be/zIk9MTX4AC4?si=lOi63-RvU4__2bYAo

- „Du kannst Diabetes und Insulinresistenz besiegen: Einfache Hacks, um sie JETZT umzukehren! | Episode 8 von 18":
https://youtu.be/nOdtoF8m-oo?si=eHiAKO9mNPTcgp8s

- „Fruchtsaft: DEBUNKED! Hör auf, dich hypnotisieren zu lassen | Episode 12 von 18":
https://youtu.be/4FtpEo6ENX4?si=4SD738nm9kxbaoWT.

Jessie Inchauspés Instagram und Facebook Seiten:
https://www.instagram.com/glucosegoddess/
https://www.facebook.com/glucosegoddesss/

Links zum Herunterladen ihrer kostenlosen pdf-Dateien:

- **10 grundlegende Glukose-Hacks PDF:**
https://www.glucosegoddess.com/ggshow-hacks-10hacks
- **Kostenlose pikante Frühstücksrezepte:**
glucosegoddess.com/copy-2-of-email-ggshow-hacks-10hacks
- **Kostenlose Veggie-Starter-Rezepte:**
https://www.glucosegoddess.com/ggshow-hacks-savourybreakfast
- **Essig-Hack-Rezepte als PDF:**
https://www.glucosegoddess.com/email-ggshow-vinegar-recipes
- **Essig-Führer:**
https://www.glucosegoddess.com/vinegar-guide
- **Lebensmittelklassifizierung Masterliste:**
https://www.glucosegoddess.com/email-ggshow-t2d-master

- **Alternative Namen von Zucker PDF:**
  https://www.glucosegoddess.com/email-ggshow-sugarlist.

Anti-Spike Formula, Jessies neue Nahrungsergänzung, die den Spike von Kohlenhydraten und Zucker um bis zu 40% reduziert:
https://antispike.com

Ich habe es erst vor kurzem erhalten, daher kann ich nicht sagen, wie effektiv es ist.

Studien über die Auswirkungen der Nahrungsreihenfolge auf den Blutzucker- und Insulinspiegel:

Alpana P. Shukla, Radu G. Iliescu, Catherine E. Thomas, Louis J. Aronne; Food Order Has a Significant Impact on Postprandial Glucose and Insulin Levels. Diabetes Care 1 July 2015; 38 (7): e98–e99.
https://doi.org/10.2337/dc15-0429

Shukla AP, Karan A, Hootman KC, Graves M, Steller I, Abel B, Giannita A, Tils J, Hayashi L, O'Connor M, et al. A Randomized Controlled Pilot Study of the Food Order Behavioral Intervention in Prediabetes. Nutrients. 2023; 15(20):4452.
https://doi.org/10.3390/nu15204452

Alpana P. Shukla, Elizabeth Mauer, Leon I. Igel, Wanda Truong, Anthony Casper, Rekha B. Kumar, Katherine H. Saunders, Louis J. Aronne; Effect of Food Order on Ghrelin Suppression. Diabetes Care 1 May 2018; 41 (5): e76–e77.
https://doi.org/10.2337/dc17-2244

Das ist das Brot, das ich in diesem Buch erwähnt habe:

Das Pure Kornkraft Brot von Grafschafter habe ich bei Lidl und Kaufland gesehen. Es gibt auch Haferbrote bei Aldi, dm und Rossmann.

Bücher, die ich empfohlen habe:

· Williams, R. (2009). PSYCH-K®: Die Macht der Überzeugungen und die Verbindung von Körper, Geist und Seele. Koha
· Boyne, G. (2017). Self-Hypnosis: Key to your inner power. Westwood Publishing
· Lipton, B. H. (2016). Intelligente Zellen (10. Jubiläumsausgabe). KOHA Verlag
· Maté, G. (2020). Wenn der Körper nein sagt. Unimedica ein Imprint der Narayana Verlag
· Walker, M. (2018). Das große Buch vom Schlaf. Goldmann Verlag.

Wenn du nach Anbietern für die von mir genannten Methoden suchen willst:

PSYCH-K® Register: Das PSYCH-K® Centre International: Diese Organisation bietet ein Verzeichnis von bevorzugten PSYCH-K® Anbietern weltweit, die dir helfen können, einschränkende Überzeugungen und Muster zu erkennen und zu verändern.
https://psych-k.com

Psychotherapie: Der Berufsverband Deutscher Psychologinnen und Psychologen hat eine Tochtergesellschaft, die es sich zum Ziel gesetzt hat, Psychotherapiepraxen und Ratsuchende erfolgreich zusammenzubringen.
https://www.psychotherapiesuche.de

Hypnotherapie-Verzeichnis: Die Deutsche Gesellschaft für Hypnose und Hypnotherapie e.V. bietet ein Verzeichnis ihrer Therapeuten an. https://dgh-hypnose.de/therapeutensuche

Milton Erickson Gesellschaft für klinische Hypnose e.V.: hier findest du psychologische, ärztliche und (sozial)pädagogische Therapeuten. https://www.meg-hypnose.de/therapeutensuche

Ein paar Ideen und Links, die bei der Stressbewältigung helfen (in englisch):

HeartMath Institute:
www.heartmath.org

Meditationen des HeartMath Institutes:
https://www.heartmath.com/experience und ihr „Quick Coherence Tool":
www.heartmath.org/resources/heartmath-tools/quick-coherence -technique-for-adults

Eine weitere kurze und einfache Übung, die du in deinen Tag integrieren kannst, ist die **Daily Energy Routine von Donna Eden**. Sie bereitet dich gut auf den Tag vor. Du findest sie auf YouTube unter „Donna Eden's Daily Energy Routine [OFFICIAL VERSION]":
https://youtu.be/Di5Ua44iuXc?si=cGV-ybwj6TYgJmsP

Du kannst auch eine persönliche „Stress Relief"-Playlist mit deinen Lieblingsliedern, geführten Meditationen oder Naturgeräuschen erstellen, um deine Körper-Geist-Praxis zu unterstützen, oder einen Freund oder ein Familienmitglied einladen, mit dir zusammen eine neue Körper-Geist-Praxis zu erforschen, z. B. einen Anfänger-Yogakurs zu besuchen oder gemeinsam ein Tai-Chi- oder Qigong-Video online auszuprobieren.

Ich würde gerne von Dir hören!

Deine Unterstützung und Bewertungen helfen meinem Buch, mehr Leser zu erreichen. Bitte nimm dir nur 60 Sekunden Zeit, um eine Rezension auf Amazon zu hinterlassen. Folge dazu diesen einfachen Schritten:

1. Öffne die Kamera-App Deines Smartphones
2. Halte sie über den nachfolgenden QR-Code
3. Tippe auf den erscheinenden Link, um zu Deinen kürzlichen Amazon-Einkäufen zu gelangen
4. Finde mein Buch in Deiner Liste
5. Bewerte das Buch und schreibe eine Rezension

Deine 60-Sekunden-Rezension kann einen großen Unterschied machen!

Solltest du mein Buch nicht über Amazon gekauft haben, dann klicke auf diesen Link um eine Bewertung oder Rezension zu geben:
https://amzn.eu/d/0f62tOzN.

Oder finde "Glukose-Balance" im Internet bei Amazon in Deutschland, und gib dort eine Bewertung/Rezension ab.

Vielen Dank für Deine Unterstützung!

QR Code für Amazon Buch-Bewertung

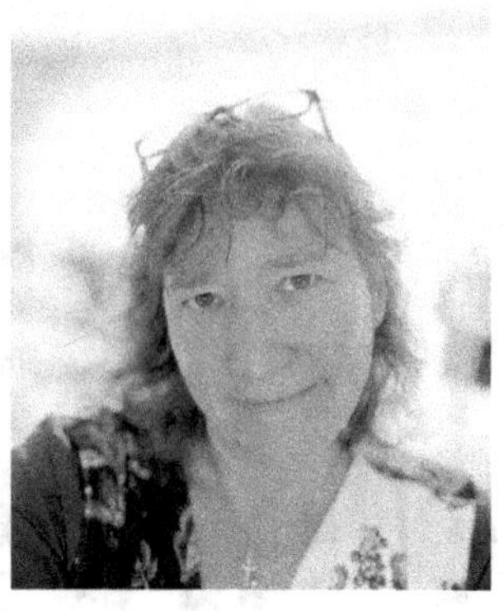

About the Author

Über die Autorin

Tanya Sperling ist Life Coach, klinische Hypnotherapeutin und Preferred PSYCH-K® Energie Coach. Sie hat ihr Leben der Aufgabe gewidmet, anderen dabei zu helfen, einschränkende Glaubenssätze zu überwinden und ein lebendiges, gesundes Leben zu führen, das sie verdienen. Obwohl sie ihre Karriere in der Luftfahrt- und Hotelbranche begann, fühlte sich Tanya immer dazu berufen, andere auf ihrem Weg des persönlichen Wachstums und der Heilung zu unterstützen und zu stärken. Sie studierte zwei Jahre lang an einem Priesterseminar, bevor sie 2003 von Deutschland nach Großbritannien übersiedelte.

Ausgehend von ihren eigenen Erfahrungen mit Brustkrebs und als Betreuerin ihres Partners während seiner Krebserkrankung sowie ihrer umfassenden Ausbildung in ganzheitlichen Therapien bietet Tanya einen einzigartigen Coaching-Ansatz, der die Kraft von PSYCH-K®, Hypnotherapie und tiefen persönlichen Einsichten kombiniert. Ihr

Buch „Glucose Wisdom: A Holistic Path to Reversing Type 2 Diabetes" (Glukose Balance: Mit Leichtigkeit ins Gleichgewicht - Ein ganzheitlicher Weg zur Umkehrung von Typ-2-Diabetes) ist ein Beweis für ihr unermüdliches Engagement, andere zu befähigen, die Kontrolle über ihre Gesundheit und ihr Wohlbefinden zu übernehmen.

Mit ihrer Arbeit möchte Tanya erfolgreiche Berufstätige aus dem „Alltagstrott" herausführen, der zu Burnout, Depressionen oder sogar ernsthaften gesundheitlichen Problemen wie Krebs führen kann. Indem sie ihren Klienten hilft, ihre inneren Hindernisse zu erkennen und zu überwinden, versetzt sie sie in die Lage, die wirklich glücklichen, gesunden und selbstliebenden Menschen zu werden, die sie sein sollen.

Tanyas Reise der Selbstfindung und Heilung hat sie mit den Werkzeugen und der Weisheit ausgestattet, um anderen den Weg zu ihrer eigenen Transformation zu ebnen. Mit ihrer einfühlsamen Anleitung und den kraftvollen Techniken von PSYCH-K® möchte sie so vielen Menschen wie möglich helfen, die tiefgreifenden Veränderungen zu erfahren, die zu dauerhaftem Glück und Vitalität führen.

Wenn du mehr über Tanyas Arbeit erfahren oder mit ihr in Kontakt treten willst, besuche www.tanyasperling.com.

You can connect with me on:
- https://www.tanyasperling.com
- https://www.facebook.com/tanyahypnocoaching